新・生命科学シリーズ

脳 —分子・遺伝子・生理—

石浦章一・笹川　昇・二井勇人／著

太田次郎・赤坂甲治・浅島　誠・長田敏行／編集

裳華房

Brain and Neural Functions

by

SHOICHI ISHIURA
NOBORU SASAGAWA
EUGENE FUTAI

SHOKABO

TOKYO

「新・生命科学シリーズ」刊行趣旨

　本シリーズは，目覚しい勢いで進歩している生命科学を，幅広い読者を対象に平易に解説することを目的として刊行する．

　現代社会では，生命科学は，理学・医学・薬学のみならず，工学・農学・産業技術分野など，さまざまな領域で重要な位置を占めている．また，生命倫理・環境保全の観点からも生命科学の基礎知識は不可欠である．しかし，奔流のように押し寄せる生命科学の膨大な情報のすべてを理解することは，研究者にとっても，ほとんど不可能である．

　本シリーズの各巻は，幅広い生命科学を，従来の枠組みにとらわれず，新しい視点で切り取り，基礎から解説している．内容にストーリー性をもたせ，生命科学全体の中の位置づけを明確に示し，さらには，最先端の研究への道筋を照らし出し，将来の展望を提供することを目標としている．本シリーズの各巻はそれぞれまとまっているが，単に独立しているのではなく，互いに有機的なネットワークを形成し，全体として生命科学全集を構成するように企画されている．本シリーズは，探究心旺盛な初学者および進路を模索する若い研究者や他分野の研究者にとって有益な道標となると思われる．

新・生命科学シリーズ
編集委員会

はじめに

　本書,『脳 －分子・遺伝子・生理－』は,最近の脳科学の隆盛に比較して,手軽な入門書がないことから,私が提案し若手のお二人の賛同を得て,書き下ろしたものである.まず,大学生に知ってもらうべきことは何か,脳を知るときの基本知識は何か,ヒトを中心とする今の脳科学の進歩をなるべくわかりやすく,しかも最新の知見までも入れたい,ということで7章編成になった.

　第1章は脳の構造である.一般的に脳の話は,難しい用語・漢字が出てきたり,そもそも脳の構造が分からないと話が通じないことが多い.そのため,わかりやすい図が必要である.どのような教科書も最初に分子の構造が出てくると学生のやる気をそぐことが多いので,それを防ぐために必要最小限にとどめた.章末のコラムも,読んでほっとするものにした.

　第2章は脳を構成する分子の話である.現在の脳科学には遺伝子の話は不可欠であり,DNAからタンパク質へという道筋は,避けて通れないものである.逆に,遺伝子の機能が分かれば,人間の精神までも解明できる時代が来ている.その意味で,大学生の皆さんにぜひ知っておいてほしい分子の知識を簡潔にまとめてある.

　第3章は,遺伝子研究手法について知ってほしいことを述べた.ゲノムとは何か,DNAの配列はどのようにして知るのか,PCRとは何か,遺伝子配列がわかったら次に何をすべきか,など遺伝子工学のイロハをまとめたものである.また私たちのからだはタンパク質でできているが,タンパク質の機能解析も人体を知る上では重要である.

　第4章は,本書に特徴的な章で,遺伝子機能を知る上で欠かせないマウスの行動実験をテーマにしたものである.この章から,マウスの行動を指標にヒトの精神機能・運動機能が研究されてきた歴史が明らかになり,現在の分子生物学が解き明かした脳の高次機能についての知見が見てとれるであろう.

　第5章では,神経の細胞生物学的・生化学的基盤が短くまとめられている.

脳の研究は，最終的にはヒトの知的基盤の研究につながらないと意味がないのである．そのためには，神経細胞の働きを知らなければならない．

　第6章は，少し難解かもしれないが，記憶・学習とはどういうことか，ということを分子のはたらきからまとめたものである．長期増強という記憶のプロトタイプをめぐって，幾多の議論があったが，その決着がようやくつき始めたところである．難解さが，その複雑さを物語っているが，知識とはそういうものである．

　最後の第7章では，ヒトの脳の病気を概観した．脳の病気というにはこれだけでは到底足りないのだが，重要度からアルツハイマー病，パーキンソン病，うつ病をとりあげた．アルツハイマー病はすべての人にリスクがある病気であり，パーキンソン病，うつ病などもこれからの時代に多くなると指摘されている脳の疾患である．最近の研究から，これらすべてにおいて，分子的なメカニズムも明らかになりつつあり，その意味で治療を最終目標にした研究が進んでいるもので，本書の目的にかなうものと判断した．

　以上，本書は21世紀の脳科学について，リアルタイムでの面白さを目指したものである．

　2011年8月

著者を代表して
石 浦 章 一

■ 目　次 ■

■ 1 章　脳の構造　　1
　1.1　ヒトの脳　　1
　1.2　神経細胞 (ニューロン)　　3
　1.3　脳機能の解析法　　4
　　1.3.1　機能的核磁気共鳴イメージング (fMRI)　　4
　　1.3.2　PET　　6
　　1.3.3　X 線 CT　　6
　　1.3.4　その他の方法　　6

■ 2 章　アミノ酸・タンパク質・DNA　　8
　2.1　タンパク質とアミノ酸　　9
　2.2　イオンチャネル・ポンプ　　12
　2.3　受容体のはたらき　　15
　2.4　DNA からタンパク質へ（セントラルドグマ）　　17
　2.5　タンパク質の輸送　　20
　2.6　スプライシングによる多様性　　22
　2.7　NMD　　23
　2.8　miRNA による細胞機能の調節　　26

■ 3 章　遺伝子を研究するための手法　　30
　3.1　脳研究と遺伝子　　30
　3.2　ゲノムの解析　　31
　3.3　DNA の配列の読み方　　32
　3.4　ポリメラーゼ連鎖反応（PCR）　　34
　3.5　DNA の電気泳動　　38
　3.6　DNA を使ってできること　　39
　　3.6.1　遺伝子組換えとクローニング　　39

  3.6.2 クローニングした遺伝子の解析 40
 3.7 タンパク質の解析 41
  3.7.1 タンパク質の精製：単一なタンパク質を取り出す 41
  3.7.2 分子量でより分ける－電気泳動 42
 3.8 遺伝子組換え動物 43

■ 4章　マウスと行動実験　46

 4.1 モデル生物と行動実験 46
  4.1.1 モデル動物 46
  4.1.2 ラットとマウス 47
 4.2 様々な近交系マウス 49
 4.3 様々な行動実験①－情動行動（不安水準） 49
  4.3.1 高架式十字迷路 49
  4.3.2 明暗試験 50
  4.3.3 オープンフィールド 51
  4.3.4 強制水泳試験 51
 4.4 様々な行動実験②－学習・記憶にかかわる実験 52
  4.4.1 モリスの水迷路 52
  4.4.2 八方向放射十字迷路 53
  4.4.3 受動回避 54
  4.4.4 Y迷路 54
 4.5 様々な行動実験③－運動機能 55
  4.5.1 ロータロッド 55
  4.5.2 グリップテスト 56
  4.5.3 オープンフィールド 56
  4.5.4 行動実験から得られるデータの意味づけ 56
  4.5.5 統計処理の必要性 57
 4.6 行動実験と分子生物学的実験の融合 58
 4.7 行動実験の問題点 59

■ 5 章　神経の伝導と神経伝達物質　　63
5.1　静止電位　　63
5.2　活動電位　　63
5.3　神経伝達　　66
5.4　受容体とシグナル伝達　　67

■ 6 章　記憶・学習の謎に迫る－ LTP の分子メカニズム　　75
6.1　条件づけのメカニズム　　75
6.2　シナプス伝達効率と LTP　　78
6.3　LTP の誘導とカルシウム情報伝達経路　　81
6.4　LTD　　85
6.5　長期記憶　　87

■ 7 章　脳の病気　　91
7.1　認知症　　91
7.2　感情障害　　94
　7.2.1　うつ病とモノアミン仮説　　96
　7.2.2　セロトニンとノルアドレナリン　　96
　7.2.3　BDNF　　97
7.3　パーキンソン病　　97
　7.3.1　パーキンソン病のメカニズム　　99
　7.3.2　責任遺伝子　　99
　7.3.3　パーキンソン病の発症機構　　100
7.4　プリオン病　　101
7.5　トリプレットリピート病　　104
　7.5.1　トリプレットリピート病とは　　104
　7.5.2　ポリアミノ酸病　　106
　7.5.3　ホモポリアミノ酸と細胞死　　107
　7.5.4　治療の可能性　　108

あとがき	109
参考文献・引用文献	110
索引	111

コラム 1	ブレイン‑マシーン・インターフェイス	7
コラム 2	アミノ酸あれこれ	29
コラム 3	次世代シーケンサー	32
コラム 4	Taq ポリメラーゼ	36
コラム 5	ツタンカーメンの正体	44
コラム 6	遺伝子組換えコモンマーモセット	48
コラム 7	マウスの行動実験がヒトに通じるか	59
コラム 8	動物実験の 3R	61
コラム 9	性格は遺伝するのか？	72
コラム 10	頭を良くする薬	90
コラム 11	老化は遺伝子のエラー	95
コラム 12	パーキンソン病の前兆？	101

1章 脳の構造

　私たち人間の高次機能をつかさどる脳は，複雑な器官である．しかしながら，この脳の中に存在する神経細胞の動きを視覚化する技術も発展し，病気の診断だけでなく，人間の意思決定のメカニズムも明らかになろうとしている．1章では，脳の解剖から画像解析までを概観する．

1.1　ヒトの脳

　ヒトの中枢神経系は，大きく分けて脳と脊髄に分類される．脳は，大脳，小脳，中脳，間脳，橋，延髄に分類される．これ以外の神経を末梢神経という．末梢神経には，体性神経系と自律神経系があり，前者は感覚器から中枢へ興奮を伝達する感覚神経と中枢から効果器へ興奮を伝達する運動神経に分類される．また後者の自律神経には，交感神経と副交感神経がある．

　大脳は，皮質とその奥にある大脳基底核，大脳辺縁系（海馬，扁桃など）に分類できる．大脳皮質は，中心溝と外側溝（シルビウス溝）によって分断され，前頭葉，頭頂葉，側頭葉，後頭葉に分かれている（図1.1）．理性や判断は前頭葉，聴覚中枢は側頭葉，視覚中枢は後頭葉にある．大脳皮質は，厚さ2～3mmであり，そこには神経細胞が6層になって分布している．その下の大脳白質は神経繊維の集まりで，左右の大脳皮質をつなぐもの，同側の皮質内をつなぐもの，脳幹や脊髄につながるものなどがある．大脳基底核は，大脳半球底部の白質の中に埋もれている灰白質の集団で，尾状核，被核，淡蒼球などがあり，これらは一括して線条体と呼ばれる．海馬は記憶の一時的な保存場所で，CA1－CA4，歯状回などからできている．扁桃は情動との関係が深い．

　小脳は，大脳皮質や脊髄とつながり，運動を統合し姿勢を維持するはたらきがある．中脳には運動を司る黒質がありドーパミン神経が存在する．間脳

■ 1章　脳の構造

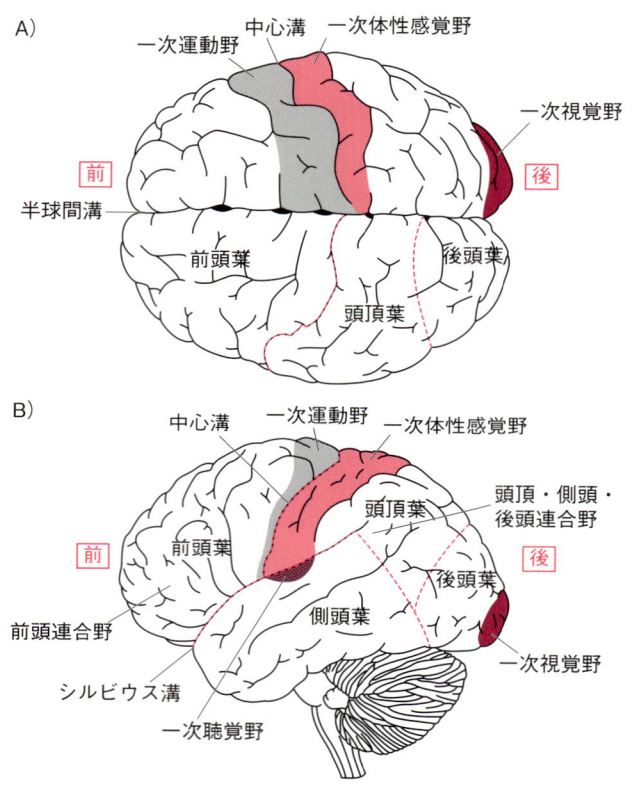

図 1.1　大脳皮質
上（A）および左横（B）から見た図．

は，多数の神経核が集積していて視覚・聴覚情報などを大脳皮質に伝える通路となっている視床や，自律神経の中枢でありホルモン分泌も行う視床下部から成り立っている．橋には，神経伝達物質であるノルアドレナリンを分泌する神経の集団である青斑核や，セロトニン分泌神経が集まった縫線核がある．延髄には，呼吸や心臓拍動の中枢がある．脊髄では，脳とは逆に，灰白質は内側に，白質は外側に存在している．

　大脳表面は，ブロードマンによって52か所の領域に分けられ，脳地図がつくられた（図1.2）．これは，丸く出っぱっているところに回，へこんでい

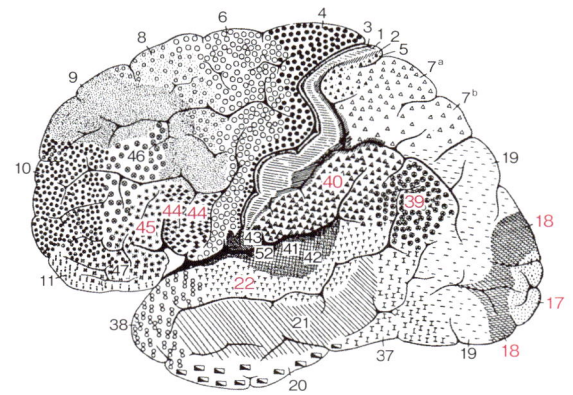

図 1.2　ブロードマンの脳地図
(Kandel, E. R. *et al.*, 1995 を参考に改変)

るところに溝という名をつけて領域化したもので，ほぼ機能部位に対応しているものの番号の順や大きさに意味はない．たとえば聴覚野は 22 野，視覚野は 17, 18 野などと呼ばれており，通常使用するには便利であることは確かである．興味深いことに，ヒトのヒトたる所以である言語の獲得に関係する部分として，左のブローカ野（44, 45）や左のウェルニッケ野（39, 40 野）が同定されているが，左右対称ではないのは言語野のみである．

1.2　神経細胞（ニューロン）

脳には，一千億個の神経細胞があるといわれている．また，個々の神経細胞の発火の大きさはほぼ一定であるが，発火の頻度が異なっている．典型的な神経細胞を図 1.3 に示す．神経の特徴は，1 つの細胞でありながら方向性があるということで，丸い細胞体と軸索と呼ばれる長い突起をもっている．細胞体の核でつくられた物質が軸索を通って運ばれていき，末端から分泌される．とくに神経伝達物質と呼ばれる化合物によって，隣接した細胞との間にシグナルが伝達される．また神経細胞には，他の神経からのシグナルを受け取る樹状突起がある．神経細胞の形もさまざまで，樹状突起を無数の木の枝のように出す小脳のプルキンエ細胞や，長い軸索を出す運動神経，軸索と

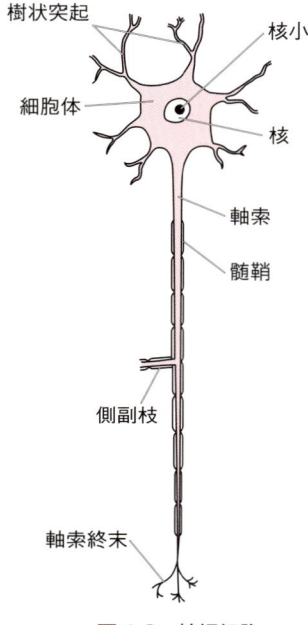

図 1.3　神経細胞

同時に樹状突起を頂端側と底側に出す海馬の錐体細胞，1対の軸索と樹状突起をもつ二方向性の網膜神経細胞など，いろいろある（図 1.4）．軸索も，通常，いくつにも分かれ，樹状突起も数多く存在するので，神経同士の接触は多く，1つの神経が他の数千の神経と接触している．接触点をシナプスという．

　また神経細胞は単独では生きていけず，栄養を与えるグリア細胞に囲まれている．グリアには，多数の突起をもち星型の形態を示しているアストログリア（星状膠細胞），脳の白質部分に多くミエリン鞘をつくるオリゴデンドログリア，マクロファージ様の大食細胞で損傷や出血が起こった個所に集積するミクログリアなど機能の異なるものが存在し，通常，神経細胞よりも小さいが，数は 10 〜 50 倍存在する．また，ある特定のグリア細胞は，発達途中に神経細胞の移動をガイドする役割をもつ．また，脳の微小血管の周りに一層に並び，毒性のある物質を脳内に通さない役割を果たしているものもある．これを脳血液関門（blood-brain barrrier）という．

1.3　脳機能の解析法

　脳機能の解明には，脳のはたらきをリアルタイムで見ることが必要となる．はたらいている脳の箇所を調べることは，最近では，教育学や心理学などの新しい分野でも行われるようになった．

1.3.1　機能的核磁気共鳴イメージング（fMRI）

　X線を使わないで脳の内部をリアルタイムに測定するものとして，磁気を使う機能的核磁気共鳴イメージング（fMRI）が開発された．私たちの身体

1.3 脳機能の解析法

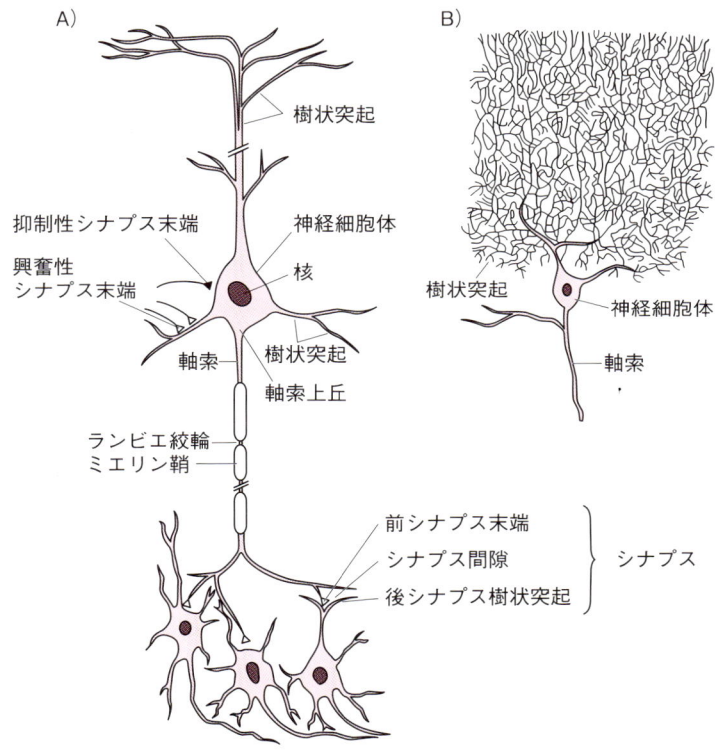

図 1.4　いろいろな神経細胞
A：海馬の錐体細胞，B：小脳のプルキンエ細胞

は主に水分子やタンパク質からできている．その中には水素が多く含まれているが，水素の原子核（プロトン）は強い磁場の中に置かれると，高周波の電波パルスに共鳴し照射が終わると元に戻る．このときに発するエネルギーを取り出して画像化したのが fMRI で，神経細胞が酸素を使ってパルスを発生させると，酸素は血流からヘモグロビンによって供給される．一時的に酸素を手放したヘモグロビンの代わりに，酸素を結合させたヘモグロビンが流入してくるのを見ることになる．すなわち，fMRI はリアルタイムで脳のはたらきを見ているのではなく，神経細胞がパルスを発生させてから数秒後の

5

反応を見ていることになる．最近の技術の発達で，このタイムラグはだんだん小さくなっている．

fMRIのもう1つの欠点は，シグナルが小さいために何度も加算されたデータ（および多くの人の平均化されたデータ）が実際に表示されることになり，特別な人の特別な脳の反応を見逃している可能性もある．

1.3.2 PET

もう1つ最近よく使われるのがPET（ポジトロン（陽電子）断層撮影）である．これはfMRIとは違って，特定の物質量を測定するものである．検査したい物質をサイクロトロンでつくり，静脈内に注射して，脳に拡散で入ったものを撮影する．放射性核種は，半減期が非常に短いものを使うため，人体には影響はほとんどない．この方法で，脳内のドーパミンの分布やグルコース（ブドウ糖）の分布など，特定物質の量の変化を追うことが可能になる．たとえば，パーキンソン病は脳の中の黒質というところの神経細胞が死ぬ病気だが，L-ドーパという物質を静脈内に投与すると，脳に行き，黒質の細胞に取り込まれ，細胞内でドーパミンになる．PETで見ると，黒質や投射先の線条体だけが光る．その大きさを見て，パーキンソン病になりやすいかどうかの判定も可能になる．

1.3.3 X線CT

X線コンピュータ断層撮影の略で，人体の内部構造をX線を使って調べるものである．絞ったX線の束を頭に通過させ，反対側で吸収値を測定するが，実際には角度をずらしてスキャンするため，正確に内部構造がわかることになる．これによって，内出血や梗塞がわかり，腫瘍の有無も判定できる．感度は良いが，人体の中での物質の動きをリアルタイムで見ることはできない．また，X線は被曝する危険もある．

1.3.4 その他の方法

脳内をもっと非侵襲的に調べる方法として超音波がある．しかし，超音波は感度が悪いことと，頭蓋を通りにくく，脳の内部を調べる方法としては適当ではない．この他にも，脳波（神経細胞の活動時に流れる微量電流を検出）や光トポグラフィー（NIRS，近赤外光を頭蓋骨の外から当てて頭蓋骨直下

コラム1
ブレイン-マシーン・インターフェイス

　全身の筋肉がほとんど動かず，意思を表すことが困難なALS（筋萎縮性側索硬化症）などの患者の意思をどう読み取るか，という研究が行われている．脳内に電極を埋め込んで，考えるだけで意思を伝えることができるようなインターフェイスをつくることも可能であるが，それよりも脳波やNIRSなどの非侵襲的方法によって，簡便に意思の伝達が可能になる方法が開発されている．

　これを植物状態の患者に応用した研究が発表された．身体を一切動かすことができない植物状態の人に声をかけたら，なんと脳の一部に血流の変化が見られたのである．また，練習することによって，イエス，ノーの返答ができるようになったという報告もある．

　しかし，同時にこのような機器の開発には危険もある．意思が知らない間に読み取られるのではないかという不安もある．また，コイルからパルス磁界を発生させて脳の神経細胞を刺激する経頭蓋磁気刺激（TMS）法という方法も開発されており，パーキンソン病や脊髄小脳失調症などの難病の治療に用いられているのだが，一部の人には逆行性健忘を引き起こしたり，てんかんを誘発する可能性もある．またマインドコントロールも可能になると考えられ，使用については厳密な制限を課すことが必要になる．

数ミリのところの血流を調べる）という手法もあるが，前者のてんかんの検出以外は，ほとんど信頼できるデータは得られていない．

　また，脳磁図といってSQUID（超伝導量子干渉計）装置を用いて脳の電気的活動から生じた磁場を測定するものもある．これを用いると脳活動の時間変化を追ったり，てんかんの発生位置を同定することができる．

（石浦章一）

2章 アミノ酸・タンパク質・DNA

　脳の成り立ちを理解するために，まず，脳細胞（神経細胞）を構成する主要成分を見てみよう．実は，神経細胞の組成は，体の他の組織の細胞とあまり変わらない．表2.1は，一般的な細胞内の分子組成をあらわしたものであるが，水が70～80％を占め，他の主要成分として，タンパク質，脂質，核酸，糖とつづく．では，脳で特徴的な構造に由来する成分は何だろうか？
　マウスなどで脳の解剖を経験したことがある人は，その組織が白色であることを記憶していると思う．これは髄質の色である（神経細胞体が多いのは皮質の部分で色も灰色である）．髄質とは，神経繊維が集まっているところで，グリア細胞（オリゴデンドロサイト）から形成され，神経細胞（ニューロン）を何重にも取り巻き絶縁することにより，迅速な電気信号の伝導を可能にしている．その構成成分は，細胞膜からなることからその組成に似ており，70％が脂質，30％がタンパク質からなり，脂質に富んでいる．本章では，核酸（DNA, RNA），アミノ酸，そしてタンパク質を中心に，神経細胞（ニューロンとグリア細胞）の成り立ちを解説する．

表2.1　哺乳類細胞の構成成分

	重量（％）
水	70
タンパク質	18
DNA	0.25
RNA	1.1
多糖	2
脂質	5
低分子代謝産物	3
無機イオン	1

（Alberts, B. *et al.*, 2008 より）

2.1 タンパク質とアミノ酸

　タンパク質は，20種類のアミノ酸がペプチド結合でつながった長い分子である．ヒトをはじめ哺乳類がもっているほとんどすべてのタンパク質は，L型のアミノ酸から構成されている．それぞれのアミノ酸は，異なる側鎖をもち，疎水性，親水性（細胞内の中性pH付近ではアミノ基NH_3^+やカルボキシ基COO^-のように電荷を帯びる残基を含む）など，その異なる性質がタンパク質の構造と機能に大きく関与している（図2.1 A，B）．タンパク質表面の電荷は，そのタンパク質の性状に大きな影響を与える．たとえば，酵素反応において重要なはたらきを果たすし，後に述べるイオンチャネルが選択的透過性を生み出すのも，チャネルの孔にこれらの側鎖が適切に並んでいるからである．

　タンパク質の構造を決定するアミノ酸の配列情報は，多段階で捉えられる．すなわち，タンパク質内のアミノ酸の並び（一次構造）は，核酸（DNA）の配列によって指定されている．一次構造に従ってペプチド結合でつながれたアミノ酸はランダムな線状の分子として存在するのではなく，ほとんどの場合，規則的に配置されたアミノ酸は高次な構造をとり，βシート構造やαヘリックス構造などの二次構造を取る．アミノ酸側鎖の相互作用，すなわち二次構造同士の結合により，分子構造はさらに三次元的に変化し，折りたたまれたり丸まったりして，タンパク質全体で三次構造を取る（図2.1C）．さらに，タンパク質同士がさらに結合（会合）して，二量体（ダイマー）や多量体（オリゴマー）を形成する場合も多く，これは四次構造と呼ばれる．

　それでは，以上のような階層的な構造はどのようにしてできあがるのだろうか？　表2.2にタンパク質の高次構造を安定化する非共有結合についてまとめた．これらの結合エネルギーは，アミノ酸側鎖の間で形成されている．ペプチド結合などの共有結合と比べると，静電相互作用（プラス電荷とマイナス電荷間の力），水素結合（水素イオンのキャッチボール），疎水結合（疎水残基間の引力）などは非常に弱いことがわかる．また，原子同士が近づいたときに電子の偏りにより生み出される力，分散力はこれらと比べてもさら

■2章 アミノ酸・タンパク質・DNA

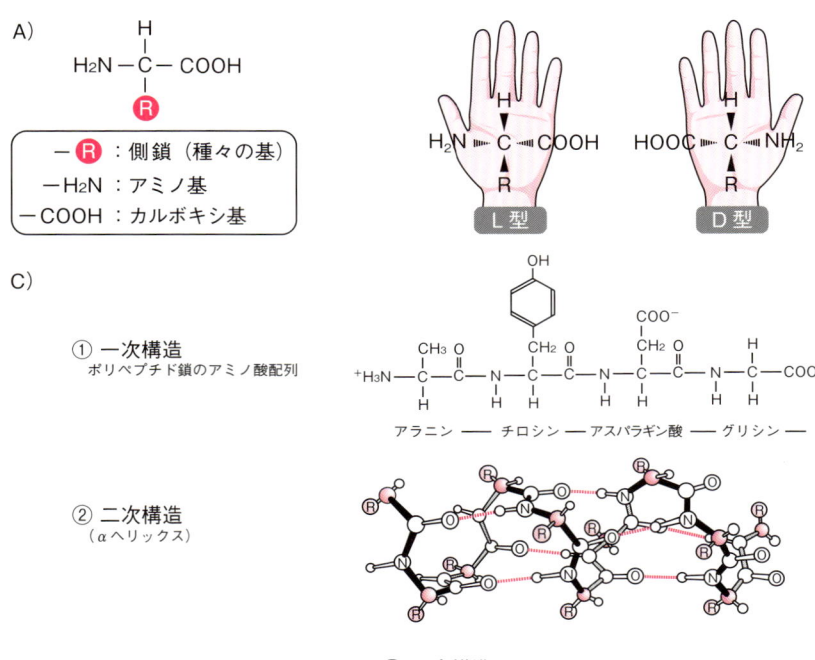

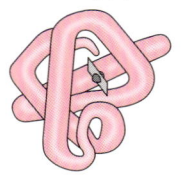

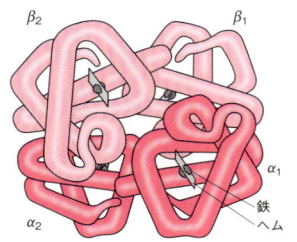

図 2.1 アミノ酸とタンパク質
A：アミノ酸のD型とL型の違い．地球上のタンパク質は細菌の細胞壁などをのぞけば，ほぼすべてL型のアミノ酸で作られている．B：20種類のアミノ酸とその略号．C：タンパク質の構造の階層性．①一次構造とは，ペプチド結合でつながったアミノ酸配列のこと．②ペプチドの規則的な配置を二次構造といい，代表的なものに，αヘリックス（らせん状）とβシート（シート状），ループ構造が知られている．③二次構造が組み合わさり，タンパク質一本鎖の立体構造，すなわち三次構造が決定する．④タンパク質によっては，何個かのタンパク質が集まってタンパク質複合体を形成する場合はその構造を四次構造と呼ぶ（図は東京大学生命科学教科書編集委員会編『生命科学』，2009を参考に作図）．

2.1 タンパク質とアミノ酸

B)

リシン (Lys／K)
アルギニン (Arg／R)
アスパラギン酸 (Asp／D)
グルタミン酸 (Glu／E)

アスパラギン (Asn／N)
グルタミン (Gln／Q)
セリン (Ser／S)
トレオニン (Thr／T)

ヒスチジン (His／H)
フェニルアラニン (Phe／F)
チロシン (Tyr／Y)
トリプトファン (Trp／W)

アラニン (Ala／A)
バリン (Val／V)
ロイシン (Leu／L)
イソロイシン (Ile／I)

グリシン (Gly／G)
プロリン (Pro／P)
システイン (Cys／C)
メチオニン (Met／M)

2章 アミノ酸・タンパク質・DNA

表 2.2 タンパク質の構造と機能に重要な結合エネルギー

	エネルギー (kJ mol^{-1})
1. 共有結合 (C-C, C-H)	340〜450
2. 非共有結合	
静電引力 (COO$^-$⇔$^+$H3N)	〜40〜200
水素結合	〜2〜20
疎水結合	〜3〜10
分散力 (Van der Waals 力)	〜0.4〜4

に弱いが，タンパク質の構造の安定化には，この分散力が大きく寄与していると考えられている．

2.2 イオンチャネル・ポンプ

　ニューロンは，細胞外環境に対して負の静止電位を保っており，それを変えることにより電気信号を伝達することができる．5章で学ぶように，活性化状態，すなわち"発火（fire）"したニューロンでは，一時的に活動電位が逆転する．このニューロンの電気信号が，脳の機能を生み出すと言っても過言ではないだろう．これからは，とくにニューロン間の情報伝達で重要なはたらきをするタンパク質について見ていこう．細胞に電位を維持させることに役立っているのは，第1には，神経細胞の膜イオン透過性がイオンによって異なることである．たとえば，静止状態では，ほとんどの神経細胞の細胞膜は高いK$^+$透過性と低いCl$^-$透過性，そして非常にわずかなNa$^+$とCa^{2+}の透過性をもっている．この膜イオン透過性は，細胞表面に存在する膜貫通タンパク質；イオンチャネルの数，状態（活性化もしくは不活性化状態），構造によって決まっている．イオンチャネルは，一般的には4〜6つの似たタンパク質（サブユニット）から形成され，中央にイオンの通り道となる孔（pore）を形づくっている（図2.2A）．サブユニットの構成はチャネルごとに異なり，それが多様な特性を生み出すのに役立っている．イオンチャネルの重要な特性の1つは，イオン選択性である．それは，poreの内面に並ぶ側鎖の性質によって決まると考えられている．

2.2 イオンチャネル・ポンプ

A) Na⁺イオンチャネルの構造

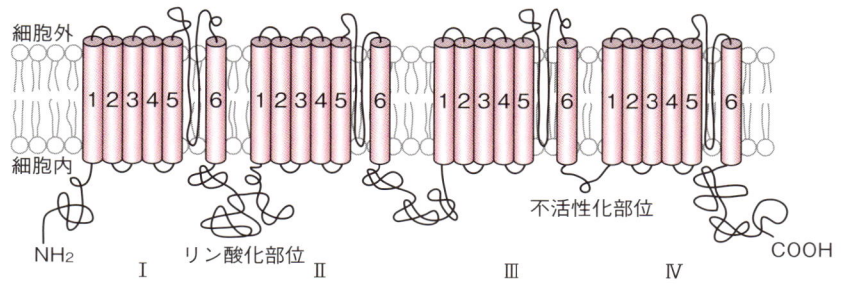

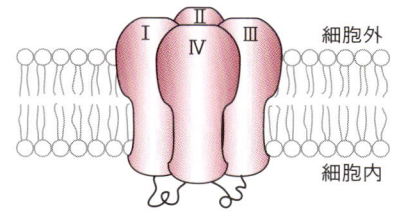

B) ナトリウム-カリウムポンプによるイオン輸送

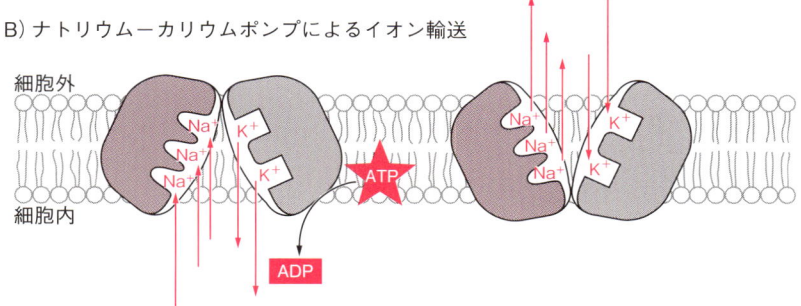

図2.2 イオンチャネルとポンプ
A：Na⁺イオンチャネルのポリペプチド鎖が膜に組み込まれている様子．分子はⅠからⅣで表記される領域（ドメイン）からなる．それぞれの領域は円筒状の6つのαヘリックスからなり，それぞれが膜を貫通している．5番目のαヘリックスと6番目のヘリックスの間には，ポアループと呼ばれるチャネルの孔を形作るループ構造があり，4つのドメインが集合してチャネルを形成する際に，中央に孔を形作る．B：ナトリウム-カリウムポンプの機能の模式図．このポンプは，膜を貫通するタンパク質であり，代謝エネルギー（ATP）を消費する事によって，濃度勾配に逆らってイオンを輸送する．

13

また，多くのチャネルで見られる特性として，チャネルの開閉（gating）がある．チャネルはその開閉の機構から大きく2つに分けられ，膜電位に依存して開閉するものと，神経伝達物質などのリガンドによって活性化される神経伝達物質作動性のものが存在する．神経伝達物質作動性のチャネルは神経伝達の受容体であり，後で詳しく述べる．多くのチャネルは，細胞内情報伝達経路によって制御され，リン酸化などチャネルへの修飾や2次メッセンジャーの結合によってチャネルは開閉することが知られている．このようなチャネルの修飾は，結果として，ニューロンへの電気信号の伝わり方を変化させる．すなわち，電気信号が増強されたり，抑制されたりすることが観察されており，記憶などの神経機能と結びつく例も明らかになっている．有名なのは，ノーベル賞学者であるエリック・カンデルが行ったアメフラシを使った実験であるが，詳しい機構については6章で学ぶ．

膜電位を生み出す第2の機構は，イオンを細胞内からくみ出すポンプである．ポンプもチャネルと同様に膜貫通タンパク質であるが，ATP（アデノシン3リン酸）の加水分解によって駆動され，特異的なイオンをくみ出す（図2.2B）．ATPは，細胞の重要なエネルギー源であり，これらのポンプはイオンの輸送に伴ってATPを分解する酵素とも考えられる．種々のポンプによりイオンがニューロンの内側から外側に輸送されることがニューロンの電位の形成に重要なはたらきを果たしている．その1つはナトリウム-カリウムポンプであり，細胞内のNa^+イオンと細胞外のK^+イオンを交換する．このポンプにより，K^+イオンはニューロンの内側で濃度が高く，Na^+イオンは外側で高くなるように維持されるのである．ナトリウム-カリウムポンプの機能は，ニューロンの機能の維持に非常に重要で，実際に，脳で消費されるATP全体の70％以上を消費すると推測されている．また，カルシウムポンプも細胞膜を横切って，Ca^{2+}イオンを細胞外に排出する酵素である．細胞内のCa^{2+}イオンレベルを低く保つことは，Ca^{2+}結合タンパク質が活躍するCa^{2+}イオンを介した情報伝達において非常に重要である．このように，チャネルとポンプのはたらきにより，膜電位が維持され，細胞内の高いK^+濃度と，低いNa^+，Ca^{2+}，Cl^-濃度が保たれている．

2.3 受容体のはたらき

　ニューロン間の神経伝達には，どのようなタンパク質が機能しているだろうか．神経細胞間の情報伝達では，シナプスにおける情報のやりとりが重要である．シナプス間隙に放出された神経伝達物質は，後シナプス細胞の受容体に結合することにより，情報のやりとりをする．グルタミン酸，GABA，グリシンなどのアミノ酸類，ドーパミンなどを含むカテコールアミン類，セロトニン，アセチルコリン，ヒスタミンなどの低分子物質，そして種々の神経ペプチドが情報伝達物質として機能することが知られている．これらの神経伝達物質はシナプス前細胞内のシナプス小胞に蓄えられており，シナプス前細胞が活性化する（脱分極する）と，小胞は細胞膜と融合して神経伝達物質をシナプス間隙に放出する．

　神経伝達物質はシナプス前膜からシナプス間隙に放出された後，シナプス後膜で受容体タンパク質と結合することにより，情報を伝達する．受容体は，その伝達形式から2種類に分けられる．第1は，神経伝達物質作動性チャネル（イオンチャネル型受容体）である．図2.3Aには，その基本構造を，ニコチン性アセチルコリン（Ach）受容体のもので示した．Ach受容体は，4種類のポリペプチド（α，β，γ，δ）のサブユニットから構成されていて，それぞれのサブユニットは4つの膜貫通領域をもつ膜タンパク質である．αサブユニットには，Achの結合部位が存在し，チャネルが開くには，2か所にAchが結合する必要がある．シナプス前細胞からAchが放出されると，チャネルにAchが結合し，Na^+イオンとK^+イオンを透過させ，細胞を興奮（脱分極）させる．神経伝達物質作動性チャネルとしては，他にも，$GABA_A$受容体，グリシン受容体，グルタミン酸受容体などがある．$GABA_A$受容体とグリシン受容体ではCl^-チャネルが開き興奮を抑制する．グルタミン酸受容体チャネルは，主にNa^+イオンとCa^{2+}イオンを通す．

　第2は，Gタンパク質共役型受容体（G-protein-coupled receptor）である．この受容体は7回膜貫通型膜タンパク質であり，膜貫通領域間の細胞外のループが情報伝達物質の結合部位をもっている．また，細胞内のループ

■2章 アミノ酸・タンパク質・DNA

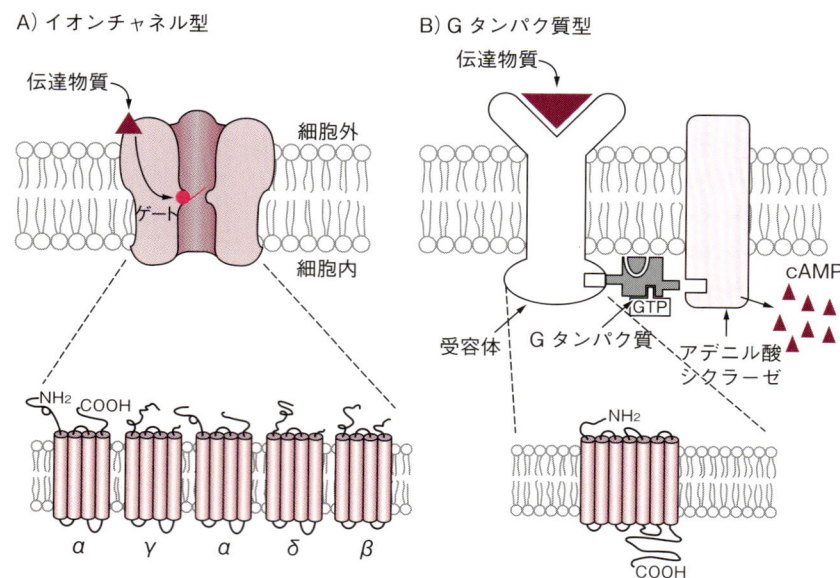

図2.3 受容体の2つの型
A：イオンチャネル型．神経伝達物質が結合することによって，イオンチャネルの開閉に影響を及ぼす．B：Gタンパク質型．神経伝達物質が結合するとGタンパク質を介して，細胞内情報伝達系が活性化する．

ではGタンパク質と結合してGタンパク質を活性化することができる．図2.3Bにはその構造と代表的な受容体を示した（図5.9も参照）．Gタンパク質共役型受容体には，アドレナリン受容体，ムスカリン性アセチルコリン受容体，ロドプシン（視神経の光受容タンパク質），ドーパミン受容体などが含まれ，一大遺伝子ファミリーを形成していることが明らかになっている．神経伝達物質の結合によって活性化されたGタンパク質は，さらにプロテインキナーゼを活性化し，サイクリックAMP（cAMP），Ca^{2+}イオンやイノシトール三リン酸などの二次メッセンジャーを介した情報伝達経路が活性化される．リン酸化による制御などを介して代謝をはじめとした神経機能に影響を与えることから，Gタンパク質共役型受容体は，代謝型受容体（metabotropic receptor）とも呼ばれる．実際にシナプス前細胞から伝達物質を受け取った受容体は，細胞内情報伝達経路を活性化し，イオンチャネル

の透過性を変化させるなどして，最終的にはニューロンの活性化状態に影響をおよぼす．イオンチャネル型受容体が単純で作用が早いのに対して，Gタンパク質共役型受容体による反応は複雑で作用が遅い．複雑な情報伝達系を用いる利点は何であろうか？　それには，シグナルの増幅が考えられる．たとえば，1つのレセプターが活性化されると10〜20個のGタンパク質が活性化され，さらに多くのcAMPを産生する．cAMPは細胞質内を拡散して多くのプロテインキナーゼA（PKA）を活性化し，キナーゼはさらに多くのチャネル（K^+チャネルなど）をリン酸化し，活性化もしくは不活性化（開口・閉鎖）することができるのである．

以上，ニューロンの情報伝達に重要なイオンチャネル，イオンポンプ，受容体の機能について紹介した．情報伝達系，細胞内輸送経路，軸索の移動など運動をつかさどる骨格系，シナプスの形成に必要な接着分子，タンパク質分解系などにおけるタンパク質の機能をすべて紹介するには紙面が不足している．一般にそれらのタンパク質の機能の解析は，解析が容易な体細胞で行われていることが多い．参考書などを参照されたい．

2.4　DNAからタンパク質へ（セントラルドグマ）

それでは，多様な機能をもつタンパク質を生み出す機構について，目を向けてみよう．神経細胞においても，他の細胞と同じく，タンパク質から細胞を組み立てる指令を出しているのは核である．核は，遺伝情報であるDNA（デオキシリボ核酸）の複製場所である．DNAは，二本鎖からなり，細胞が分裂するたびにそのコピー（複製）をつくって，分裂した「娘細胞」に分配する．近年の分子生物学の爆発的な進歩により，DNA上の遺伝情報を読み出してタンパク質を生み出す機構は詳細にわかっている．その機構の根幹はセントラルドグマと呼ばれる．DNAはmRNA（メッセンジャーRNA（リボ核酸））に「転写」され，mRNAがタンパク質に「翻訳」される（図2.4A）．DNA上の情報は，A，G，C，Tの4種類の塩基から書かれているのに対してmRNAでは，Tの代わりにUが使われ，表2.3のコドン表に示したように，

■ 2章　アミノ酸・タンパク質・DNA

A) セントラルドグマ

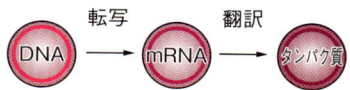

B) 転写

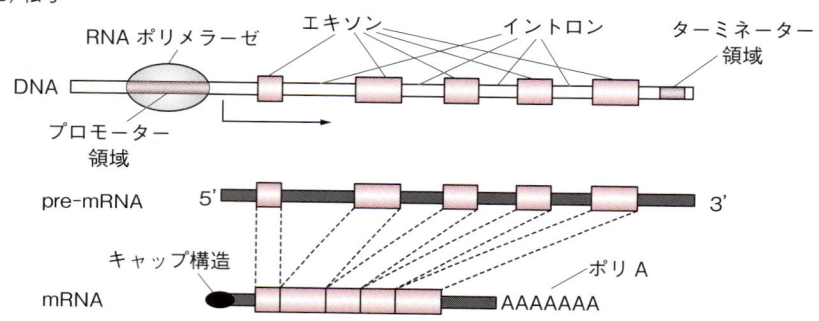

C) 翻訳

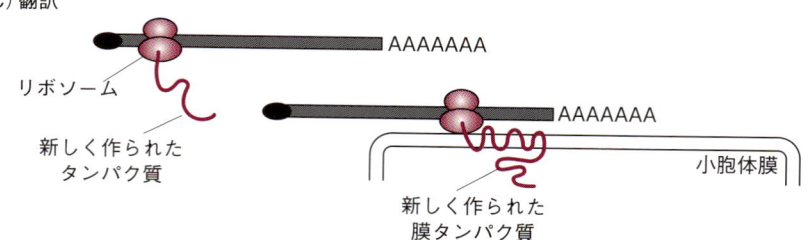

図 2.4　遺伝子からタンパク質へ
A：遺伝子の情報とは，タンパク質の一次構造を決定する情報のことである．遺伝子本体，すなわちDNAがもつ情報は，DNAを鋳型として合成されるmRNA（メッセンジャーRNA）に写され（転写），その情報に従って，最終的にタンパク質が合成（翻訳）される．B：遺伝子の転写機構．遺伝子上のプロモーター領域にRNAポリメラーゼが結合し，遺伝子を転写する．遺伝子内部にはアミノ酸の配列情報をもつ部分（エキソン）とそれをもたないイントロン部分からなるが，転写されたpre-mRNAからイントロン部分のみが切り取られ，エキソンをつないだmRNAが生成される．この過程はスプライシングと呼ばれる．mRNAでは，他にも5'末端にキャップ構造，3'末端にポリアデニル酸が付加される．C：翻訳では，タンパク質合成装置であるリボソームがmRNAに結合して，アミノ酸をつなぎ合わせてタンパク質を合成する．膜タンパク質は，小胞体膜の上で合成される．

3つの塩基配列の組合せで特定のアミノ酸を指定している．つまり，mRNAは，タンパク質の一次構造（一次情報）を指定する設計図のようなものである．DNA配列には，タンパク質を指定する領域に加えて，転写に必要な領域（プロモーター領域とターミネーター領域），そしてアミノ酸を指定していない分断領域（イントロン）を含み，これらが揃って1つの遺伝子となる．図2.4Bには，イントロンを含むDNAを鋳型として，RNAポリメラーゼがRNAを生成（転写）し，スプライシングにより成熟したmRNAがつくられる過程を示した．続いて，mRNAを鋳型として，リボソームがアミノ酸の結合したtRNAからタンパク質を翻訳する（図2.4C）．リボソームは，細胞質中もしくは小胞体膜上に存在し，一般に，細胞質性のタンパク質の合成は細胞質内で，疎水性の膜タンパク質の合成は小胞体膜上で行われる．

　リボソームによって合成されたポリペプチド（アミノ酸のつながり）は，どのようにして，複雑な高次構造をもつタンパク質になるのであろうか？

　アミノ末端から順番に合成されたペプチドが高次構造に折りたたまれる

表2.3　コドン表

第2文字

第1文字(5'末端)	U	C	A	G	第3文字(3'末端)
U	UUU UUC Phe(F) UUA UUG Leu(L)	UCU UCC UCA UCG Ser(S)	UAU UAC Tyr(Y) UAA 終止 UAG 終止	UGU UGC Cys(C) UGA 終止 UGG Trp(W)	U C A G
C	CUU CUC CUA CUG Leu(L)	CCU CCC CCA CCG Pro(P)	CAU CAC His(H) CAA CAG Gln(Q)	CGU CGC CGA CGG Arg(R)	U C A G
A	AUU AUC AUA Ile(I) AUG Met(M)(開始)	ACU ACC ACA ACG Thr(T)	AAU AAC Asn(N) AAA AAG Lys(K)	AGU AGC Ser(S) AGA AGG Arg(R)	U C A G
G	GUU GUC GUA GUG Val(V)	GCU GCC GCA GCG Ala(A)	GAU GAC Asp(D) GAA GAG Glu(E)	GGU GGC GGA GGG Gly(G)	U C A G

（フォールディング）ためには，分子シャペロンの助けが必要になる．分子シャペロンは，熱などのストレスを受けてタンパク質が変性（折りたたみが壊れること）してしまった際にタンパク質を元に戻してやる機能をするストレス応答での機能が注目されてきた．このことから HSP（Heat Shock Protein, 熱ショックタンパク質，有名なものに HSP40, HSP70 など）と呼ばれている．新たに生成されたばかりの，折りたたまれていないペプチドと結合して，正確な折りたたみを手助けしてやることが知られている．

次に，膜タンパク質の場合はどうであろうか？　前節に述べたように，チャネル，ポンプ，受容体などの膜貫通タンパク質はニューロンで特徴的な機能をする．ものによっては何回も膜を貫通する（G タンパク質共役型受容体は 7 回）これらのタンパク質は，どのようにして疎水的な脂質膜に組み込まれているのであろうか？　膜タンパク質の間への組み込みには，トランスローコンと呼ばれるタンパク質透過チャネルが必要であることがわかっている．イオンチャネルがイオンを透過させる孔（pore）をもつように，トランスローコンにはペプチドを通す孔がある．リボソームは，トランスローコンに結合して，孔の細胞質側から，合成したペプチド分子を小胞体内部に向かって送り込む．膜タンパク質の膜貫通領域は，疎水的なアミノ酸からなる α ヘリックス（膜貫通ヘリックス）を形成しているが，トランスローコンはこの膜貫通ヘリックスを認識して，順に小胞体膜内に排出していくのである．膜タンパク質の折りたたみにおいても，小胞体内部の分子シャペロンが必要であることが明らかになっている．

2.5　タンパク質の輸送

細胞質性タンパク質は，翻訳され正しい構造をとった後，細胞質中で機能するが，膜タンパク質は小胞体膜内に挿入された後，輸送小胞に乗ってゴルジ体，エンドソーム，リソソーム，細胞膜など，おのおのが機能すべき細胞小器官に輸送される必要がある（図 2.5A）．このようなオルガネラ間の輸送には，小さな（直径約 $0.1\mu m$）小胞を介した機構が関与している．小胞はコートタンパク質により形成されるが，これを小胞体とゴルジ体の間の輸送を

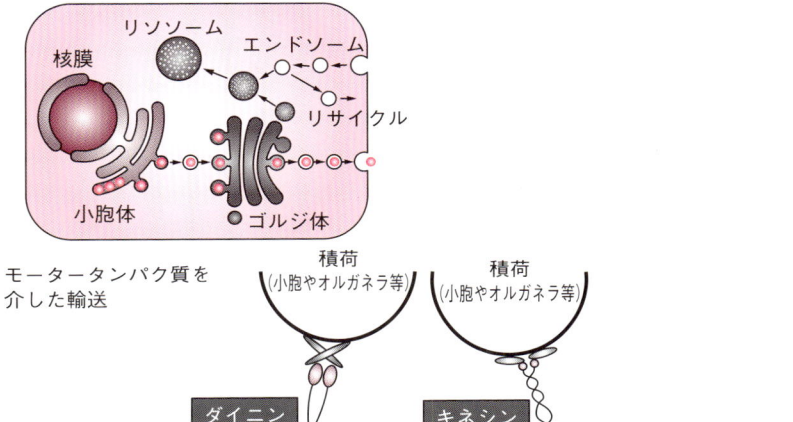

図 2.5　細胞内の輸送機構
A：真核細胞におけるタンパク質の輸送経路の概略．小胞体で合成されたタンパク質（黄色い丸）は，ゴルジ体をへて細胞外へと分泌される．一方，エンドサイトーシスによって外部から取り込まれた分子は，エンドソームを介してリソソームで分解処理される．
B：ダイニンやキネシンは一方の端で微小管と結合し，反対側の端で積み荷（小胞や細胞小器官［オルガネラ］）と結合して，微小管の上を移動運動する．その結果，ダイニンは細胞体へ，キネシンは軸索から神経末端へと積み荷を運搬する役割を担う（図は東京大学生命科学教科書編集委員会編『生命科学』，2009 を参考に作図）．

例にとって考えてみよう．COP II コートタンパク質が小胞体に結合すると，小胞体膜は変形し，小胞が形成する．その際，小胞体から運び出される積荷タンパク質は，コートタンパク質により濃縮されて，小胞の中に積み込まれる．小胞体から分離した小胞は，ゴルジ体へと輸送され，ゴルジ体膜と融合することによって，積荷タンパク質をゴルジ体へと受け渡し，これによって輸送が完了する．また，輸送されるタンパク質は，小胞体からゴルジ体において糖鎖の修飾を受け，成熟した糖タンパク質となる．

以上のタンパク質を生み出す機構は，神経細胞と他の体細胞であまり差は

無いものと考えられる．しかし，神経細胞で特徴的なのは，非常に長い（ヒトでは1メートル，大型動物では数メートルにも及ぶ）神経軸索である．核から遠く離れた神経末端に存在するチャネルやポンプなどの膜タンパク質はどのようにして輸送・配置されるのであろうか？　神経終末を含めた軸索の細胞質には，タンパク質合成装置であるリボソームは存在しないことが古くから知られていた．可溶性のタンパク質は細胞体内で合成されると考えられるが，それでは，どのようにして軸索・神経末端まで「輸送」されるのであろうか？　近年，微小管の上を動くモータータンパク質の解析が進み，そのメカニズムがわかってきた．ミトコンドリア，膜タンパク質を含む輸送小胞，シナプス小胞，可溶性のタンパク質，脂質，および他の細胞小器官は，キネシン（kinesin）と呼ばれるモータータンパク質によって細胞体から軸索へと運ばれることが知られている（図 2.5B）．キネシンは微小管の上を歩くようにして移動するが，その際，ATP のエネルギーが使われる．細胞体から軸索への輸送は順行性輸送（anterograde transport）と呼ばれる．一方，神経終末で取り込まれた物質などを細胞体へと輸送するメカニズムもある．これは，逆行性輸送（retrograde transport）と呼ばれ，ダイニン（dynein）という別のモータータンパク質が関与する（図 2.5B）．

2.6　スプライシングによる多様性

　タンパク質が合成される過程において，近年，RNA レベルでの制御が注目を集めてきている．その例をいくつか紹介する．まず，成熟した mRNA が合成される過程について，再度詳しく見てみよう（図 2.4B）．RNA は合成された後，まず 5′ 末端に 7-メチルグアノシン（7mG）からなるキャップ構造と 3′ 末端にポリ A（アデニンが 50～200 個連なった構造）を付加されることにより，末端を加工される．また，RNA のタンパク質をコードしていない領域（イントロン）を削除して RNA 鎖をつなぎかえるスプライシングをうける．これらの末端を加工する RNA プロセシングタンパク質とスプライシングタンパク質は，RNA ポリメラーゼ II の C 末端領域に結合しており，新しく RNA が生成するとすぐに作用することができる．RNA ポリメラー

ゼⅡは，これらのRNA加工タンパク質による巨大な複合体とも考えることができ，転写と加工の両方を行う．スプライシングは，非翻訳RNAであるsnRNA（small nuclear RNA）といくつかのスプライシングタンパク質からなる巨大な複合体，スプライソソームによって行われる（図 2.6A）．

また，タンパク質をコードする「エキソン」についても，一通りのつなぎ方だけではなく，別々の組合せでつながることによって，1つの遺伝子から異なる配列をもつタンパク質をつくり出す機構が知られている．これは，選択的スプライシング（alternative splicing）と呼ばれる機構である（図 2.6B）．細胞がゲノムを有効利用し，遺伝子の配列情報の多様性を高める機構として解釈される．選択的スプライシングを利用した多様性獲得は，細胞機能に応じて多岐にわたるが，内耳有毛細胞に存在するCa^{2+}依存K^+チャネルのスプライシングは，神経伝達に直接影響を与える例であろう．内耳にある蝸牛では，その内皮表面に有毛細胞が存在する．ニワトリの有毛細胞は，図 2.6Cに示したように異なる周波数（100 Hz～5000 Hz）にわたる音に応答して活性化され，連結している聴神経へと情報を送ることにより，聴覚を司っている．異なる周波数への「チューニング」は，細胞内Ca^{2+}濃度の上昇に応じてK^+を流入させるCa^{2+}依存K^+チャネルによってなされていることがわかってきた．選択的スプライシングによって合成した異なる種類のCa^{2+}依存K^+チャネルは，異なる細胞内Ca^{2+}濃度で開き，これにより，音の周波数に応じた細胞の応答性が獲得される．また，有毛細胞は，その位置情報，すなわち，長い蝸牛の位置に応じて，スプライシングを制御していることも知られている．スプライシングは非常に複雑であり，少なくとも8個以上のエキソンが選択的スプライシングを受け，576種類の異なるタンパク質（アイソフォーム）が生成することを可能にしている（図 2.6B，表 2.4）．

2.7 NMD

mRNAの成熟の後，タンパク質の翻訳において，その品質を監視する機構を細胞がもっていることが最近の研究からわかってきた．その1つは，NMD（ナンセンスコドン依存的mRNA分解，nonsense-mediated mRNA

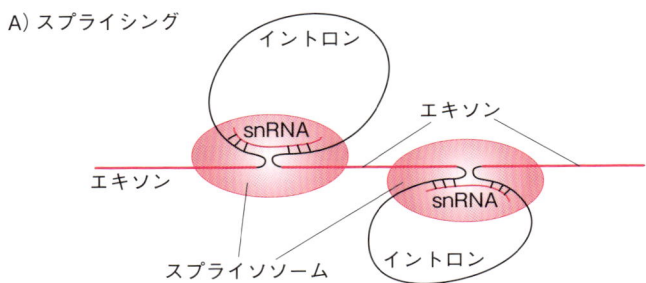

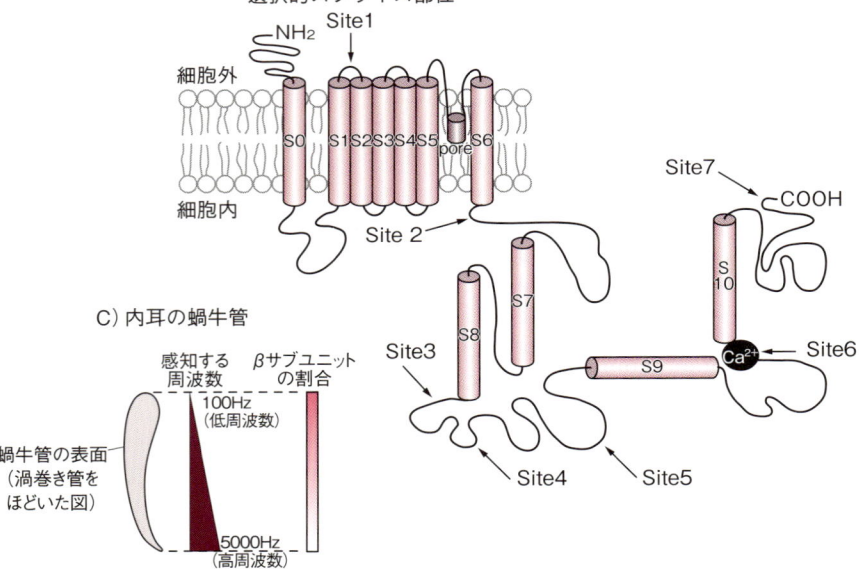

図 2.6 スプライシング

A：pre-mRNA から mRNA へのスプライシングの概略図．B：内耳有毛細胞に存在する K^+ チャネルでは，7 か所に選択的スプライシング部位が知られており，それらの位置にアミノ酸が挿入される事により，チャネルの開口効率に影響を与える事が知られている．C：内耳の蝸牛に存在する有毛細胞は，異なる周波数（100〜5000 ヘルツ）の音に反応する．周波数に応じた分布をするものとしては，K^+ チャネル β サブユニット（黒色の方が割合が多い）が知られている．β サブユニットは低周波数の音を関知する有毛細胞で多く発現している．

表 2.4　Ca^{2+}依存 K$^+$チャネル α サブユニットで見られる選択的スプライシング

スプライス部位	選択されるエキソン	タンパク質の配列
Site 1	エキソン 4 の挿入	SRTADSL の挿入
Site 2	エキソン 10 もしくは，エキソン 11 の選択	AMFASYVPEIIELIGNRKKYGGSYSAVSGRK もしくは，AMFARYVPEIAALILNRKKYGGTFNSTRGRK
Site 3	エキソン 19 の挿入	RSRKRYALFVTFPSXLNPTSTPSNFRTNSLPRTH の挿入
Site 4	エキソン 22 もしくは，エキソン 23 もしくは，エキソン 22 と 23 の挿入	LIY もしくは，PKMSI~TSLRA(58 アミノ酸) もしくは，LIYSKMSI~TSLRA(61 アミノ酸) の挿入
Site 6	エキソン 29 の挿入	AKPGKLLPLVSISQEKNSGTHILMITEL の挿入
Site 7	エキソン 33 の欠損と，エキソン 34 かエキソン 35 の選択	KYVQEDRL＊(エキソン 33) もしくは，EKQNRKEMVYR＊(エキソン 33 欠損＋エキソン 35) もしくは，ATRMNRMGQAEKKW~VEDEC＊(60 アミノ酸)(エキソン 33 欠損＋エキソン 34 ＋エキソン 35)

＊は，終止コドンを表す．

decay) である．がんや遺伝子疾患などにおける遺伝子変異の約 3 分の 1 が，ナンセンス mRNA と呼ばれる異常な mRNA を生じる変異だと考えられている．本来，アミノ酸をコードしている配列が遺伝子変異によって，終止コドン配列（ナンセンス変異）に置き換わってしまうと，そういったナンセンス変異 mRNA は，本来のタンパク質の読み枠の途中で翻訳を停止し，異常に短いタンパク質が合成されるようになる．これが疾患の原因となる．また，イントロンが非常に長い哺乳類では，このようなナンセンス変異 mRNA が mRNA 成熟の過程でも生じやすい．mRNA 前駆体のスプライシングが正しく起こらないと，イントロンが残ったままの mRNA が生成され，その結果，異常な読み枠でタンパク質が翻訳されることになり，途中に終止コドンをもつ mRNA を生じてしまう．

　NMD により，エキソンの途中で翻訳を停止すると，そういった mRNA は特異的に認識され，急速に分解される．その機構については，近年解析が進んでいる（図 2.7）．エキソン結合部に結合するタンパク質（EJC）が目印となり，リボソームにより mRNA 上の EJC がすべて除去される前に中途で

■2章 アミノ酸・タンパク質・DNA

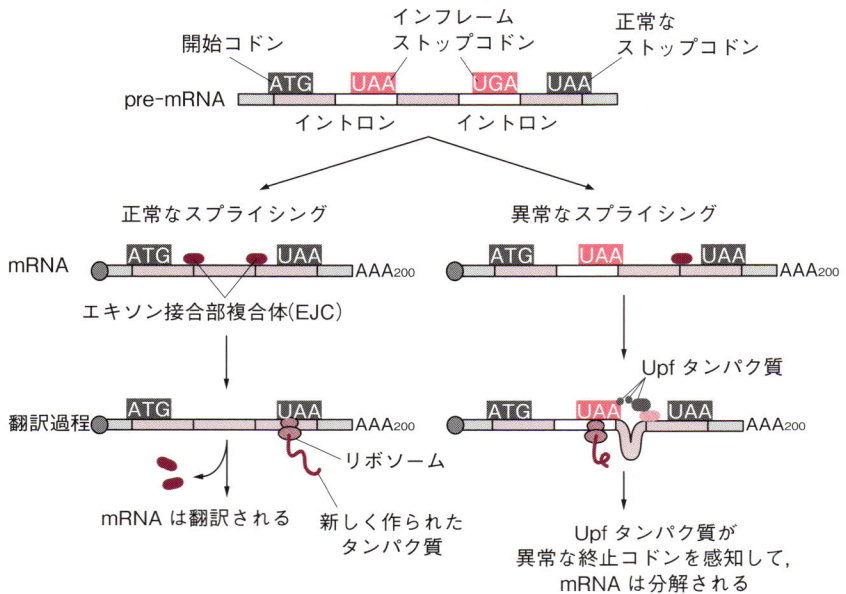

図2.7 ナンセンス変異によるmRNA分解（NMD）機構
異常なスプライシングによって生じた終止コドンをもつmRNAは，NMDにより分解される．エキソン接合部位複合体（EJC）は，リボソームが翻訳を行う際にmRNAから外れる（図の左側）が，異常なmRNA上においては，リボソームが最後のEJCに出会う前に終止コドンに出会う（図の右側）．そうすると，EJCに結合したUpfタンパク質が，この異常な終止コドンを感知して，mRNAは分解される．

終止コドンに出会うと，mRNA分解が引き起こされるというモデルが提唱されている．NMDは，選択的スプライシングによって生じた新しい遺伝子が，異常なタンパク質をつくり出さないように保障する機構となり，進化を考える上でも非常に重要である．神経系の遺伝疾患においては，NMDの機構解明により，新たな治療方法の開発につながることが期待される．

2.8 miRNAによる細胞機能の調節

mRNAからタンパク質の翻訳の際には，アミノ酸の連結に必要なアミノアシルtRNA（ターゲットRNA）がリボソームと結合して機能する．リボソー

2.8 miRNAによる細胞機能の調節

ムは，リボソーム RNA（rRNA）と核タンパク質からなる翻訳装置複合体である．以上，mRNA，tRNA，rRNA の 3 種類の RNA がタンパク質の「翻訳」に必要であることは古くから知られている．しかし，RNA についての解析が進み，最近，これらの RNA 以外にも，翻訳を制御する能力をもつ RNA が存在することが明らかになった．それは 21 ～ 24 ヌクレオチド長の短い RNA であり，哺乳類をはじめとした真核生物に普遍的に広く存在し，マイクロ RNA（miRNA）と呼ばれている．miRNA は mRNA に結合して機能し，主に翻訳抑制と mRNA の分解を引き起こすと考えられている．線虫で最初に発見されたが，その後，ヒトや哺乳類にも存在することがわかってきている．

図 2.8 に示したように，miRNA は，ヘアピンループを取る RNA から，ヌクレアーゼ Dicer によって切り出されて，二本鎖 RNA として合成される．その後，その内の 1 本が，RISC と RNA-タンパク質複合体を形成し，miRNA と相補的な塩基配列をもつ mRNA と相互作用することにより，翻訳における機能を果たす．miRNA と複合体となった mRNA は，①分解される，②翻訳開始ができない，③延長反応が抑制される，④合成されつつあるペプチド鎖が分解される，といった多段階でのタンパク質合成の阻害が起こる．このような遺伝子の発現を抑制するはたらきは RNAi（RNA 干渉：RNA interferance）と呼ばれ，2006 年のノーベル医学・生理学賞は RNAi の研究者が授与対象となった．

神経系における機能としても，発生段階での miRNA の機能として，神経管の形成において重要な役割を果たすことが示唆されている．Dicer に変異をもつゼブラフィッシュをつかった実験では，神経管形成に異常が見られる．今後は神経管形成において機能する miRNA の同定，さらには，miRNA により翻訳修飾を受ける遺伝子群の同定により，miRNA の機能が解明されることが望まれる．

以上，神経細胞の情報伝達に関わるタンパク質の機能，DNA からタンパク質を生み出す機構，RNA についての最新の知見について紹介してきた．

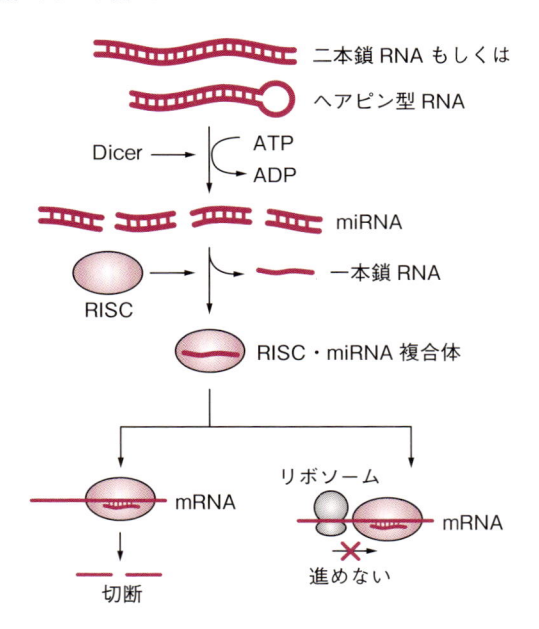

図 2.8　miRNA による遺伝子発現調節
miRNA は，二本鎖 RNA やヘアピン型 RNA として合成されたものが，Dicer という酵素に切断されて合成される．そのうちの 1 本が RISC と複合体を形成し，さらに相補的な配列をもつ mRNA と結合し，mRNA の分解や翻訳阻害を引き起こして，発現量を低下させる（図は東京大学生命科学教科書編集委員会編『生命科学』, 2009 を参考に作図）．

神経細胞は電気信号をやり取りするが，その根底には，タンパク質の機能，状況に応じた機能修飾があるのである．巻末の参考書を参照し，タンパク質の機能について理解を深めてほしい（Bear, M. F., *et al.*, 2007；竹縄, 2003）．

（二井勇人）

コラム 2
アミノ酸あれこれ

　アミノ酸は，アミノ基とカルボキシ基をもつ物質で，タンパク質を構成するものは全部で 20 種類ある．しかし，これだけではなく，この他にも大切なアミノ酸があることを紹介しておく．グルタミン酸の構造を書いてみよう．γ位にカルボキシ基がついている．アミノ基とカルボキシ基がついている炭素をα炭素，以下，β炭素，γ炭素，という．このγ位のカルボキシ基と別のグルタミン酸のアミノ基がペプチド結合をして長く連なると納豆の糸の成分になる．また，グルタミン酸に脱炭酸酵素（デカルボキシラーゼ）がはたらくと，γアミノ酪酸（GABA）という物質になる．神経細胞の興奮性伝達物質が，あっというまに抑制性伝達物質に変わる．

　同様に，ヒスチジンにデカルボキシラーゼがはたらくと，ヒスタミンになる．これはアミノ酸ではないが，アレルギーを引き起こす．リシンの構造をみると，ε位の炭素にアミノ基がついているのでこのアミノ基をεアミノ基という．オルニチンはδ位にアミノ基がついたアミノ酸である．

　また，タウリンと聞くとコマーシャルを思い出す人もいるだろう．タウリンはアミノ酸ではない．システインが酸化されてシステイン酸になり，次に脱炭酸を受けてつくられる．構造が書けますか？

3章　遺伝子を研究するための手法

　真核生物の場合，遺伝子に書かれている情報は細胞の核内で転写され，転写された情報は細胞質に移動したのち，リボソームでタンパク質に翻訳される．翻訳されたタンパク質は細胞内外で機能分子としてはたらき，多細胞生物の場合は形づくりや刺激に対する応答に対して作用する．個体のもつ表現型を規定するものに遺伝要因と環境要因があるといわれているが，こと遺伝要因に関していえば，遺伝子に書かれている情報を調べることで，その個体がどのような表現型を示すかわかるようになってきている．

　生物を形づくり，行動を規定する遺伝情報はDNAに蓄えられている．これは地球上のすべての生物にあてはまる共通原理である．本章ではDNA情報の解析を中心に，その情報が転写されたRNA，さらにはその情報が翻訳されたタンパク質まで含めた，生体分子の基本的な研究手法について概略を述べる．

3.1　脳研究と遺伝子

　人間が生物の仲間である限り，人間が生物を構成する物質によって作られているという事実に変わりはない．そしてそれは脳も例外ではない．

　生物を構成する基本単位は細胞であり，細胞は主にタンパク質，脂質や核酸といった高分子化合物から形成されている．突き詰めてみれば，脳はなんら特別なものではなく，生体を構成する高分子化合物によって形成されているという当たり前の事実に気がつくのである．そこには「脳は霊魂の宿る特別な存在である」といった考えが入る余地はない．

　生体を構成する物質の構造や機能は，遺伝情報によって定められている．タンパク質の配列は遺伝子によって定められているし，それ以外の有機化合物は生体触媒である酵素が介在する化学反応によって作られる．酵素は基本

的にタンパク質からできていることをあわせると，結局のところ，生体を構成する物質の構造や機能を遺伝子が規定しているといっても過言ではないのである．

遺伝子の構造や機能を追究するのが分子生物学や生化学であるが，この研究領域の最近の進展は目覚ましく，複雑だと思われていた脳のしくみが，これらの研究手法を通じて説明できるようになってきている．

3.2　ゲノムの解析

地球上のすべての生物は，デオキシリボ核酸（DNA）という化学物質に遺伝情報を蓄えている．DNAを構成する化学物質には塩基と呼ばれる部分があり，塩基にはアデニン（A），グアニン（G），シトシン（C），チミン（T）という4種類の物質がDNAに含まれている．そしてこれら4つの塩基の並

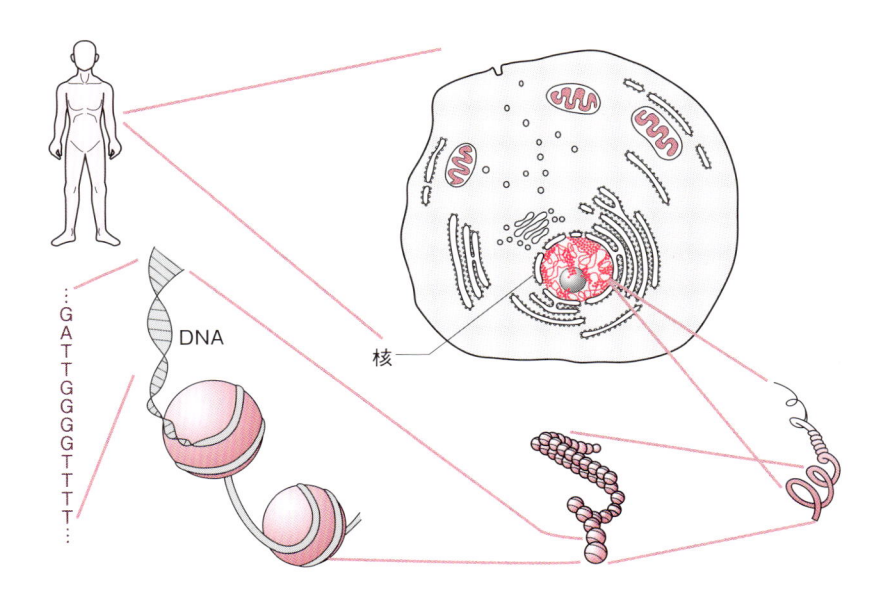

図3.1　ゲノムの概念図
ヒトの場合，60兆個の細胞から個体が成り立っているが，一部の例外を除き，基本的にはそのすべての細胞が同じゲノム配列を保持している．現在では30億塩基からなるヒトゲノムが，すべて配列ベースで解明されている．

ぶ順番が，遺伝子の暗号や遺伝情報を決めているのである．1つの生物を構成するのに必要なすべての遺伝情報をゲノムと呼ぶが，ヒトの場合30億塩基からなるゲノム情報というのは，ヒト細胞から取り出した，これら4つの塩基からなる30億個のDNAのすべての並び順を意味している（図3.1）．21世紀初頭にヒトゲノムがすべて解読されてからは，そのゲノム情報を利用した新しい研究が行われるようになり，生命科学分野の知見も飛躍的に高まった．

3.3 DNAの配列の読み方

DNA配列を読む手法は，1970年代に盛んに開発された．その中心的役割を担ったサンガー（Frederick Sanger）とギルバート（Walter Gilbert）は，ノー

コラム 3
次世代シーケンサー

　サンガーが開発したDNA解読方法は非常に安定していて使い勝手も良く，現在までの間ずっと利用されてきた．一方，21世紀に入りようやく，新しいDNA解読の手法が開発されてきた．これらは次世代シーケンサー，大規模シーケンサーなどと呼ばれ，G，A，T，Cの各塩基に色をつけ，DNAの伸長反応が1塩基延びるごとに顕微鏡でデジタル画像を撮影し，その画像に写る色をコンピュータで解析していくというものである．この方法の利点は一度に非常にたくさんの情報を扱うことができる点であり，たとえば従来の方法では解読に何十年もかかっていたゲノム情報が，この手法であれば1個人のゲノム情報を数か月もかければ読み切ることができるほどに進歩してきている．また，この新しい手法を用いて，ヒトの病気の遺伝子の探索などが，より大規模かつ効率的に行われるようになってきた．

3.3 DNAの配列の読み方

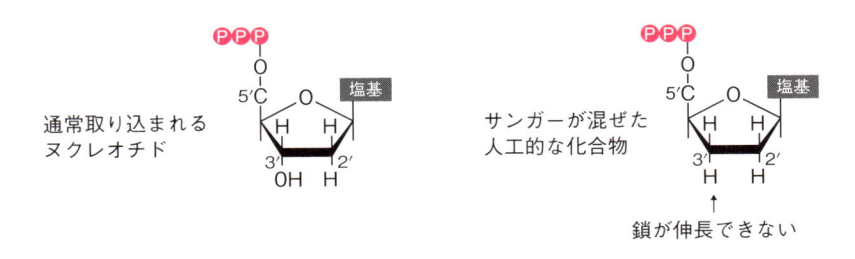

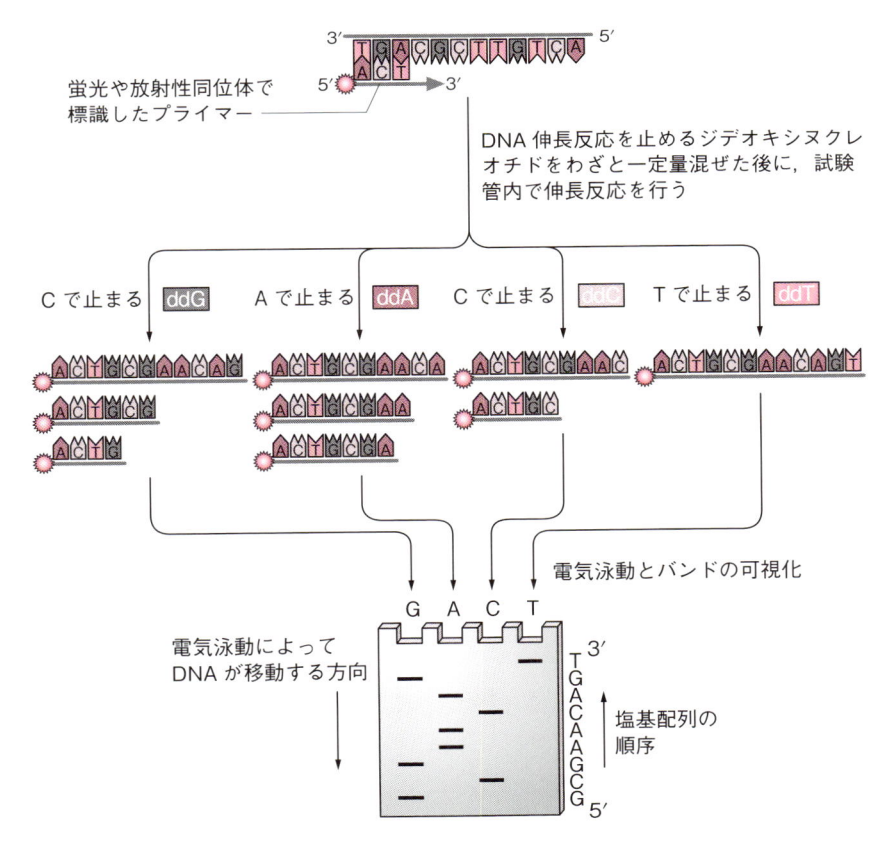

図3.2 サンガーが開発したDNA塩基配列の解読法の概略
図中のddG, ddA, ddT, ddCは，それぞれサンガーが混ぜた人工的な化合物（ジデオキシGTP, ジデオキシATP, ジデオキシTTP, ジデオキシCTP）をあらわしている．

ベル賞を受賞している[*1]．そして，数十年たった今でも，彼らが開発した手法でDNA配列が解読されることがほとんどである．

現在では，サンガーが開発した塩基解読法（サンガー法）が主流となっている（図3.2）．サンガー法の特徴は，生物が実際にDNAを複製する方法を巧みに利用していることである．DNAは2本の鎖からなり，その2本の鎖は互いにGとC，AとTが結合する形で撚りあっている．また，この二本鎖がほどけ，一本鎖になった状態のときに，ごく短い一本鎖DNA[*2]があると，その短い一本鎖DNAはG-C，A-Tが互いに結合する法則に従って，長いDNAのうち相当する配列部分に結合する．そこにDNA鎖を伸ばしていく酵素があると，その酵素はDNA鎖の残りの部分を，短いDNA鎖の部分を出発点として，長い一本鎖DNAの配列を補うようにして伸ばしていく．サンガーはこのようなDNA伸長反応を試験管内で人工的に行うと同時に，その試験管内にわざと他の人工的な化合物を混ぜてやった．この人工的な化合物はG，A，T，Cといった塩基によく似ているが，少しだけ構造が異なるため，これらがDNA伸長反応時に取り込まれると，伸長反応がストップしてしまう．この人工的な化合物は一定の確率でDNA鎖に取り込まれるため，伸長反応が終わった試験管内には様々な箇所で伸長反応が終わった様々な長さのDNAが存在することになる．

これら様々なDNAを長さでより分け（3.5節を参照），長さ順に順番をつけていくことで，最終的にDNAの塩基配列を読んでいくことができる．

3.4 ポリメラーゼ連鎖反応（PCR）

ポリメラーゼ連鎖反応（PCR）とは，生物が細胞内で自身のDNAを複製する方法を模倣し，数百から数千塩基の長さのDNA断片を人工的に増幅する実験手法である（図3.3）．

[*1] サンガーとギルバートは，それぞれまったく異なるDNA配列解読の手法を開発した．
[*2] プライマーと呼ぶ．

3.4 ポリメラーゼ連鎖反応（PCR）

1サイクル目
- 5'――――――3'　3'――――――5'　①鋳型DNAの熱変性（92～97℃）
- プライマー2　プライマー1
  5'―[　　]　[　　]3'
  3'　　　　　　　　5'　②プライマーのアニーリング（50～72℃）
- 5'――――――3'
  3'―[　]――[　]5'　③DNA合成（72℃）
  5'―[　]――[　]3'
  3'――――――5'

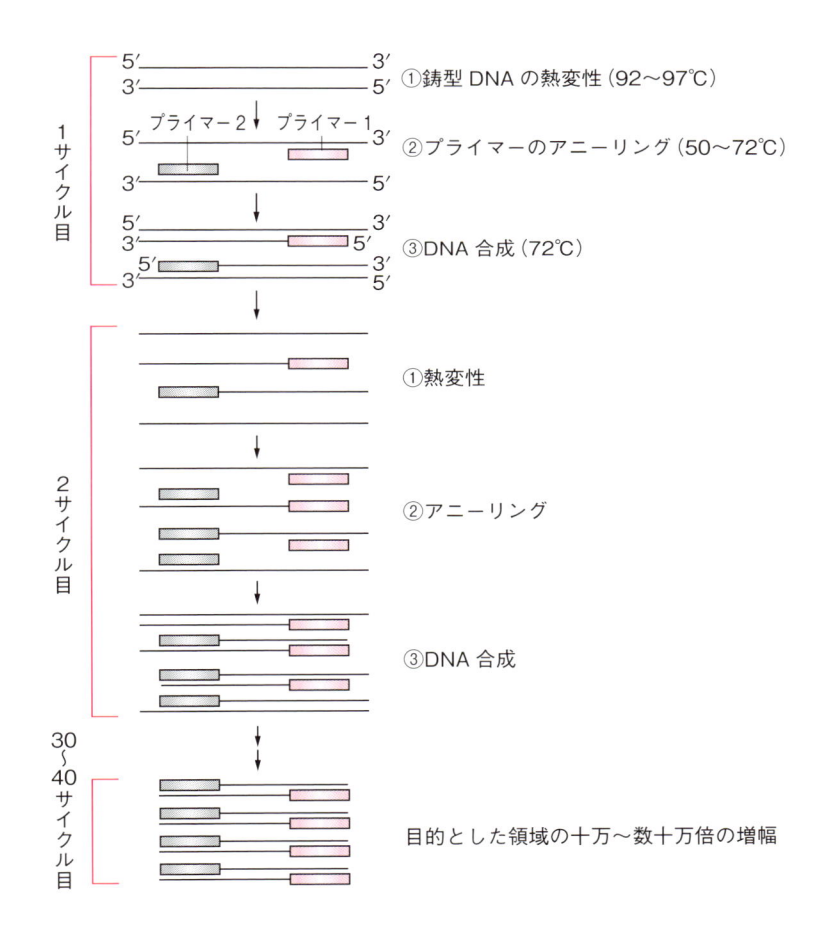

2サイクル目
- ①熱変性
- ②アニーリング
- ③DNA合成

30～40サイクル目
- 目的とした領域の十万～数十万倍の増幅

図3.3　ポリメラーゼ連鎖反応 (PCR) の概略
DNAの熱変性，アニーリング，DNA伸長反応の一連のステップを何回もくり返すことで，目的とするDNA断片を指数関数的に増幅させることができる．

コラム 4
Taq ポリメラーゼ

　マリスが開発した PCR 法は，今や生命科学の研究になくてはならない実験手法である．図 3.3 に示すように，PCR 法は 100℃近くでの DNA 変性，次に鋳型 DNA とプライマーとの会合，さらに DNA 伸長反応と各段階の反応が続き，さらにこれを 1 サイクルとして，約 30 サイクルの反応を行う．このように段階的に温度を変化させることで，1 本の試験管だけですべての反応を進行できることが，PCR の簡便さに大きく寄与している．

　しかし PCR 法確立の黎明期には，実験上の多少の煩雑さも残されていた．PCR 反応には，DNA を伸長させる DNA ポリメラーゼが必要なのだが，初期の頃は大腸菌由来の DNA ポリメラーゼを実験に用いていたのである．大腸菌由来の DNA ポリメラーゼは熱に弱く，簡単に熱失活してしまう．このため，1 サイクル反応を進めるごとに（100℃近くの DNA 熱変性を経るごとに），試験管に新たな DNA ポリメラーゼを加えなくてはならなかった．30 サイクルであれば，各サイクルごとに 30 回も入れ直さなくてはならないのだから，大変な手間である．

　このように面倒な状況を，Taq ポリメラーゼ[*3] が一挙に解決した．Taq とは *Thermus aquaticus* と呼ばれる好熱性細菌からきた名称で，文字通り，熱に強い．100℃の温度にさらしても，そう簡単には失活しない．この Taq ポリメラーゼを使えば，最初に酵素を入れておきさえすればよく，サイクルごとに酵素を入れ直す必要がなくなった．まさに PCR の自動制御が可能となったのである．PCR の普及に Taq ポリメラーゼが果たした役割は計り知れない．

　このように生命科学研究に大きく貢献した Taq ポリメラーゼであるが，欠点もある．Taq ポリメラーゼは複製時に，けっこうな割合でエラーを取り込んでしまうのだ．PCR を使って遺伝子の解析をしよう

3.4 ポリメラーゼ連鎖反応（PCR）

> としたときに，肝心の DNA が Taq ポリメラーゼのせいで変異しまったのであれば，まったくいただけない．一方で，*Thermus aquaticus* は真正細菌の仲間なのであるが，それとは別の極限微生物である古細菌の一種からとられた DNA ポリメラーゼで，良いものが見つかってきた．Pfu や KOD などと呼ばれるこれらの酵素は，Taq ポリメラーゼよりもエラーの取り込み効率が低く，正確性が格段に高いのである．現在では PCR を使う実験の目的に応じて，より活性が高い酵素，より正確性が高い酵素というように，これらの酵素の使い分けが進んできている．
>
> ---
>
> *3　タックポリメラーゼと呼ぶ．

　DNAの二重らせん構造は，100℃近くの高温で熱すると一本鎖に分かれる．これを熱変性と呼ぶ．また，熱変性したDNAをゆっくりと常温に戻すと，塩基のGとC，AとTが相補的に結合することにより，またもとの二本鎖DNAに戻る．これを再会合またはアニーリング[*4]と呼ぶ．ここでアニーリングの際に，DNA溶液中にごく短いDNA断片（プライマー）が存在していると，この短いDNAもGとC，AとTが相補的に結合する理屈で長いDNAに結合する．ここで，もとの長いDNAは鋳型としてはたらいている．鋳型DNAにプライマーが結合したあとに，DNAを複製するDNAポリメラーゼという酵素がはたらくと，プライマーが結合した箇所から鋳型DNAの配列を相補的に補うように新しいDNAがつくられていく．

　鋳型DNAをもとに新しいDNAがつくられた部分は，もとの二本鎖DNAの構造になっている．さて，この新しいDNAがつくられたあと，もう一度DNAを熱変性させてみよう．二本鎖になっていたDNAはまた熱変性によっ

---

*4　アニーリングとは，英語で焼きなましの意味で，いったん熱した後にゆっくり常温に戻す作業を指す．

■3章　遺伝子を研究するための手法

て一本鎖となり，そこでゆっくり温度を下げるとプライマーが結合し，そこで酵素が作用するとDNAの伸長反応が起こる．つまり，熱変性…温度を下げてプライマーを結合させる…DNAの伸長反応…という1つのサイクルをくり返し行うことで，DNAの複製を人工的に何回も何回もくり返すことができるのである．また，この一連の伸長反応で新しくつくられたDNA鎖は，次のサイクルで鋳型として使われる．結局のところ，1回のDNA合成サイクルでDNA量は2倍となるので，このサイクルを30回もくり返せば，理論的にはたった1つのDNA分子が約10億倍に増幅することになる[*5]．

このように，PCRは微量のDNAから必要な配列（断片）を大量に増幅する技術である．この手法は犯罪における遺留品の鑑定や，親子鑑定など，さまざまな分野に応用されており，PCRの開発者であるマリスは1993年にノーベル賞を受賞している．

3.5　DNAの電気泳動

DNAを詳細に解析するには，G，A，T，Cから構成される塩基配列をそのつど調べていけば良い．しかしDNAの長さだけ調べれば良いのなら，もっと簡便な方法がある．DNAは水溶液中で電離して負電荷に帯電している．そこに電場をかけると，電気の力で陽極側に引っ張られる．つまり，帯電したコロイド粒子が電気の力で引っ張られるのと同じ理屈で，電気泳動が起こるのである．実際は純度の高い特別な寒天[*6]の中で電気泳動を行う．純度の高い寒天のなかは非常に微細で規則正しい網目構造をとっており，その中でDNAが電気の力で動こうとすると，網目構造がDNAの移動の邪魔をする．結局のところ，電気泳動によって短いDNAはDNAの網目構造をすりぬけて速く移動し，長いDNAは網目構造の通過に時間がかかって遅く流れる．このようにして，電気泳動によってDNAを長さでより分けることがで

[*5] 実際にはロスがあって理論値どおりにはいかないが，非常に大量に複製できることには変わりはない．
[*6] アガロースと呼ぶ．

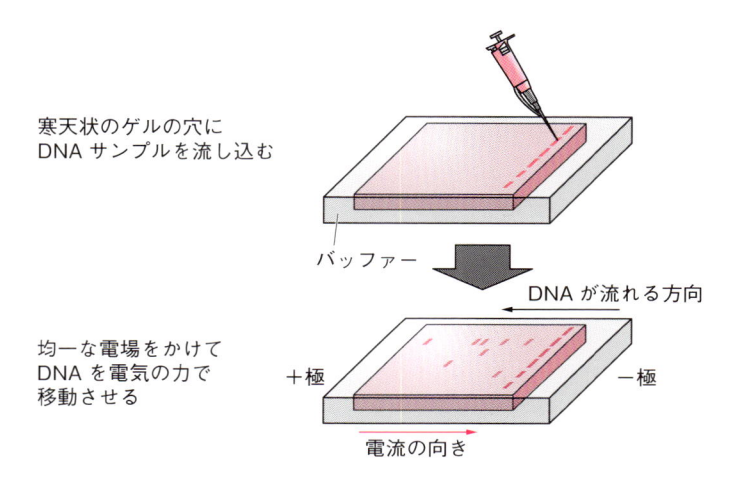

図3.4 アガロースゲルを用いたDNA電気泳動の概略

きる（図3.4）．

　ある遺伝病では，特定の遺伝子を構成するDNA配列がごっそり抜け落ちていたりする場合がある．このようなとき，PCRによってその遺伝子領域を増幅し，その増幅したDNA断片を電気泳動にかけ，DNA断片の長さを調べることで，DNA配列を細かく調べずとも，遺伝病の診断を行うことができることもある．

3.6 DNAを使ってできること

3.6.1 遺伝子組換えとクローニング

　地球上のすべての生物が，遺伝情報をDNAの形で保持している．これは生命の起源が単一であることを示唆しているという点で，とても重要な事実である．また，すべての生物がDNAという同一の化学物質を用いていることで，原理的には生物間でのDNAのやり取りが可能となる．たとえば，ヒトゲノムDNAからある遺伝子のDNA配列を取ってきて，それを別の生物に導入すると，基本的にはそのDNA情報が，導入した別の生物の中で複製し，機能するようになる．

これが，いわゆる遺伝子組換えの基本であるが，もちろん，DNAの配列の中には遺伝子をコードしている部分とそうでない部分があり，導入したDNA配列が他の生物で機能するには，それなりの工夫をしなくてはならない．たとえばDNAの暗号が1つずれただけで，情報としては意味がなくなってしまう．また，DNAの複製1つとってみても，ただDNA配列を別の生物に入れこんだだけで勝手に複製することはなく，組換えDNAを別の生物の細胞内で複製・維持させたければ，複製に必要な一群のDNA配列を別に用意し，それにつなげてやる必要がある．しかしこれらの条件さえ注意深く解決すれば，たとえばヒトをヒトのまま研究するのでなく，ヒトを構成するDNAという化学物質（またはその配列）の研究を生化学的，分子生物学的に行うことができるのである．

　膨大な量のDNA配列の中から，自分の興味のある配列を取り出し，単離・増幅する作業をクローニングと呼ぶ[*7]．たとえば，何か病気の原因遺伝子が見つかれば，その遺伝子（DNA）配列をいったんクローニングし，その後，その遺伝子の機能を詳細につきつめていくのである．クローニングでは，組換え遺伝子を大腸菌に導入し，実験を進めていくのが常套手段である．

3.6.2　クローニングした遺伝子の解析

　クローニングした遺伝子（DNA）を用いて，さらにいろいろな実験ができる．DNAの塩基配列をここで決定することもできるし，この遺伝子がコードするタンパク質を組換えタンパク質として人工的に発現させ，その機能を解析することもできる．さらに人工的に遺伝子変異を導入し，その変異が発現したタンパク質の機能に与える影響を測ることもできる．このようにして，たとえばヒトの遺伝子を大腸菌でクローニングし，かつ，大腸菌にヒトの遺伝子がコードするタンパク質を発現させて，その発現産物の機能を追究する，という研究が広く行われている．

[*7]　一般に，まったく同じ遺伝形質をもつもの同士をクローンと呼ぶ．

3.7 タンパク質の解析

生物において，DNAは遺伝情報を担う生体高分子である．この遺伝情報はRNAという生体高分子を介して，タンパク質という生体高分子に変換される．したがって，遺伝子の機能という点においては，タンパク質の生化学的な解析が必要である．

タンパク質は20種類のアミノ酸がひものようにつながった超高分子化合物で，実際にはひものような高分子が折りたたまれて様々な立体構造を取っている．このようにタンパク質ごとに異なる様々な形が，タンパク質の機能に反映されていると考えられる．さらにタンパク質に対するリン酸化，脂質や糖鎖の付加といった修飾が，そのタンパク質の特性に大きく寄与している場合も多い（2章参照）．

3.7.1　タンパク質の精製：単一なタンパク質を取り出す

生物の体には実に様々なタンパク質が存在している．ヒトの場合，ゲノムに書かれている約2万5千の遺伝子から，約10万のタンパク質が発現して

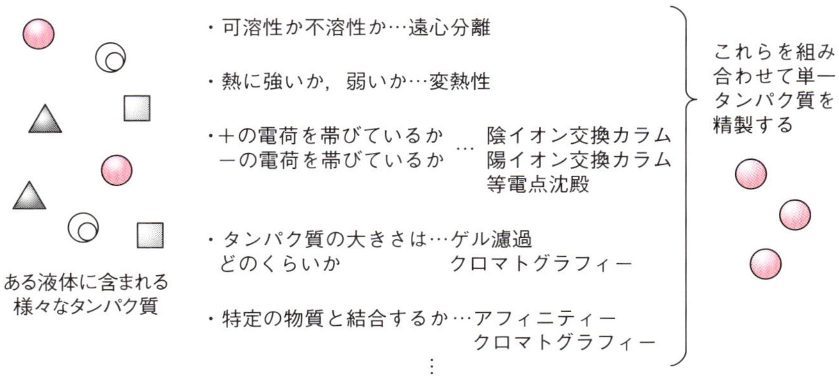

図3.5　タンパク質の精製の一例
　機能分子であるタンパク質は，その物理化学的な特性が各々によって異なる．その各々の特性の違いを上手く用いて，雑多なタンパク質の集合から単一のタンパク質を精製していく．

いると考えられている．一般にタンパク質を解析するには，そのような様々なタンパク質の混合物の中から，単一で純粋なタンパク質を取り出す精製の作業が必要となる．すべてのタンパク質は，それを構成するアミノ酸の組成や，つながるアミノ酸の順番が異なるために，そのタンパク質特有の生化学的性質を示すようになる．たとえば水に対する溶けやすさ，熱に対する耐性，電気的な性質，タンパク質全体の大きさ，金属イオンや他の低分子化合物との結合は，各々のタンパク質によって大きく異なる．これらタンパク質特有の性質を巧みに利用して，実際のタンパク質の精製が行われる（図3.5）．

3.7.2 分子量でより分ける－電気泳動

DNAを電気泳動でより分けるのと同様に，タンパク質も電気泳動で解析

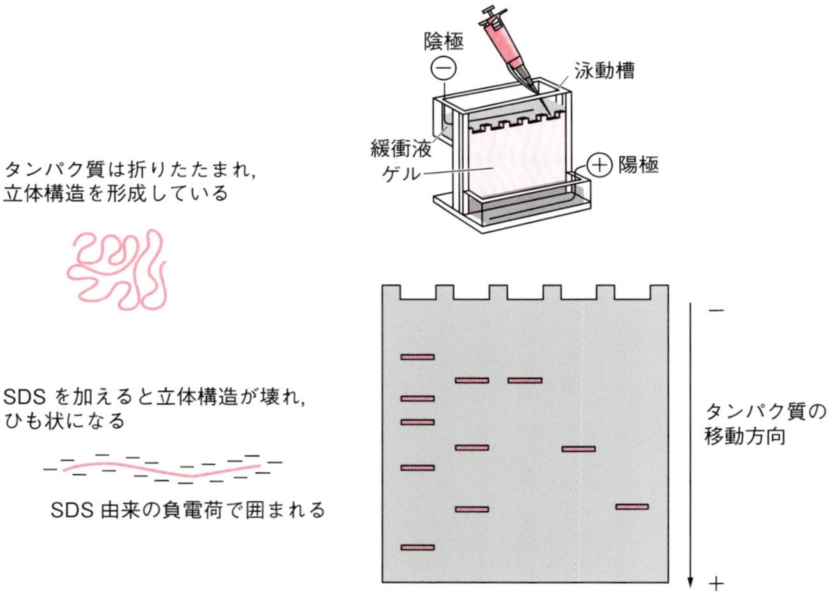

図3.6 タンパク質電気泳動の概略
タンパク質を生化学的に解析したい場合，各々のタンパク質の立体構造や電気的特性を均一化するためにSDSを含んだ変性剤で処理したのち，ポリアクリルアミドを担体としたゲルで電気泳動するという手法がある．このような電気泳動をSDS-PAGE（SDS-ポリアクリルアミドゲル電気泳動）と呼ぶ．

することができる．ポリアクリルアミドゲルという非常に細かい網目構造をしたものの中にタンパク質を通過させると，網目構造をすりぬける度合いはタンパク質によって異なるので，それぞれのタンパク質を，その特性によってより分けることができる．

ポリアクリルアミドゲルの網目は非常に細かいので，タンパク質を通過させるには電場をかけ，電気の力で無理矢理通過させる．ところがタンパク質ごとに含まれるアミノ酸の組成が異なるために，同じ電気の力をかけてもすべてのタンパク質が同じ挙動を示すとは限らない．たとえば，構成するアミノ酸組成の影響で，全体として負の電荷を帯びたタンパク質と，逆に正の電荷を帯びたタンパク質とでは，同じ電気の力をかけても，両者は互いにまったく逆方向に動き出す．もちろん，あえてこのような条件で電気泳動を行う場合もあるが，たいていの場合はタンパク質にSDSと呼ばれる変性剤を作用させ，立体構造をとるタンパク質を強制的にほどき，ひものような状態にすると同時に，すべてのタンパク質がSDSの負電荷を帯びるようにしておく．このような状態で電気泳動にかけると，すべてのタンパク質は同じ方向に移動し，かつ，タンパク質の形によらず分子量を反映したより分けができるようになる（図3.6）．

3.8　遺伝子組換え動物

遺伝子組換え技術を使って，人工的に遺伝子改変した生物をつくり出すことができる．たとえば，ある遺伝子の機能を知りたい場合，その遺伝子を人工的に破壊したマウスをつくることができる．これはノックアウトマウスと呼ばれる．また，人工的に遺伝子を導入し，組換え遺伝子を発現させたマウスをトランスジェニックマウスと呼ぶ．

一般に，ノックアウトマウスで特異な表現型が現れたら，その表現型を通じて，破壊した遺伝子の機能を探ることができる．またトランスジェニックマウスでは，ヒトの遺伝子をマウスに人工的に導入して強制発現させ，その表現型から組換え遺伝子の発現産物がもつ機能を推し量ることができる．

ノックアウトマウスは遺伝子の機能喪失による表現型変化の解析，トラン

スジェニックマウスは遺伝子の過剰発現による表現型変化の解析に用いられるモデルである．いずれの場合も，表現型という目に見える形のものを通じて，遺伝子およびタンパク質の機能を追究することができるのである．

(笹川　昇)

コラム 5
ツタンカーメンの正体

　ゲノム中に存在する1-4塩基のくり返し領域（マイクロサテライト）によって，親子鑑定をした有名な例を紹介しよう．ミイラの骨からDNAを抽出し多型を調べた結果を表に示す．これによってエジプト第18王朝のツタンカーメン王の親子関係が明らかになった．

　ツタンカーメンは，紀元前1333年に9歳で王位に就き，19歳で亡くなった．それ以前はアクエンアテンと王妃ネフェルトイティが統治していたことがわかっている．また2人の娘であるアンケセナーメンが，ツタンカーメンの王妃になった．問題はツタンカーメンで，誰と誰の子かわからなかったのだ．ネフェルトイティが自分の娘を妃にしていることから，王家の血筋であることはわかるが，父も母も明らかではなかった．一方，アクエンアテンは，アメンホテプⅢ世とその妻ティイの間にできた次男である．ティイにはイウヤとトゥヤという親がいたこともわかっていた．

　アメンホテプⅢ世とティイの子とされているアクエンアテンは，埋葬品から多分①であろうと言われていたのだが，この解析結果から，その可能性が大変高いことが示された．

　次に，染色体のDNA鑑定の結果，アメンホテプⅢ世，①，ツタンカーメンは同じ系譜に連なることがわかった．次にマイクロサテライトの表より，①だけでなく女性である②もアメンホテプⅢ世とティイの子であり，ツタンカーメンは①と②の子，すなわち兄妹結婚でできた男児であることが明らかになった．

3.8 遺伝子組換え動物

表　マイクロサテライトによる多型

名前	D13S317	D7S820	D2S1338	D21S11	D16S539	D18S51	CSF1PO	FGA
イウヤ	11,13	6,15	22,27	29,34	6,10	12,22	9,12	20,25
トゥヤ	9,12	10,13	19,26	26,35	11,13	8,19	7,12	24,26
ティイ	11,12	10,15	22,26	26,29	6,11	19,12	9,12	20,26
アメンホテプ III	10,16	6,15	16,27	25,34	8,13	16,22	6,9	23,31
①	10,12	15,15	16,26	29,34	11,13	16,19	9,12	20,23
②	10,12	6,10	16,26	25,29	8,11	16,19	6,12	20,23
ツタンカーメン	10,12	10,15	16,26	29,34	8,13	19,19	6,12	23,23
アンケセナーメン	10,16	—,—	—,26	—,35	8,—	10,—	—,12	23,—

—は検出できなかったもの．（Hawass, Z. *et al*., 2010 より）

4章 マウスと行動実験

　生命科学の研究には様々なモデル生物が実験に用いられる．モデル生物にはそれぞれ実験上の長所と短所が存在する．たとえば遺伝学研究なら，世代交代の短い微生物が有用であるし，生化学研究でタンパク質を精製しようとしたら，ウシの臓器のように大量に調達できたほうが良い．このように生命科学の分野においては，研究者が行おうとする実験に応じて，最適なモデル生物を用いるのが望ましい．

　その中でもマウスは，生命科学研究においてなくてはならないモデル生物である．マウスは小型で飼いやすく，哺乳動物の中では世代交代が早い，飼育が容易である，行動観察ができる，などの研究上の利点を有している．とくに，卵細胞を取り出して遺伝子操作を行い，母親に戻して発生させる遺伝子改変マウスの実験手法が確立されてからは，マウスは生命科学の研究分野になくてはならないモデル生物の地位を築き上げてきた．本章では，マウスを用いた一般的な行動実験について，その概略を説明する．

4.1　モデル生物と行動実験

4.1.1　モデル動物

　認知機能を，単純な神経回路による論理演算の積み重ねというように捉えれば，より単純な神経回路をもった様々なモデル生物を用いて研究をすることができる．ゼブラフィッシュ，ショウジョウバエ，アメフラシ，果ては線虫などの生物でさえ，行動実験の対象となるのである．一方，脳の高次機能という意味で，よりヒトに近いと思われる実験系に目を転じれば，"パブロフの犬"の例を待つまでもなく，イヌ，マウス，ラット，ハムスター，スナネズミ，モルモット，ウサギなどの脊椎哺乳動物が研究対象としてあげられる．さらにアカゲザル，チンパンジーといった霊長類が行動学の研究対象と

して用いられていることは，ここで述べるまでもない．

このように，研究の目的によってさまざまなモデル生物が研究対象として候補にあがる．ヒトの脳の高次機能を，よりヒトに近い側から知ろうとすれば，チンパンジーが最もふさわしいかもしれないが，霊長類は比較的寿命が長く，短期間で効率よく研究結果を得るという目的には適していない．一世代にかかる飼育時間を考慮すれば線虫やショウジョウバエに一日の長があるが，脳の高次機能という点においては比較するまでもない．最終的に，ヒトの認知機能をある程度模倣し，実験しやすく，飼育も容易で，飼育期間も許容できるマウスのようなげっ歯類が，神経機能研究に適したモデル生物として集中的に研究されているのが現状である．

4.1.2　ラットとマウス

マウスとラットはともにネズミの仲間であるが，研究に用いるマウスはハツカネズミ，ラットはドブネズミを飼育化したものである．マウスは小型で，成体の体重が数十グラムであるが，ラットは大型で，成体の体重が数百グラムになる．遺伝子操作や飼育の容易さではマウスに利点があるが，行動実験ではラットが使われることも多い（図4.1）．

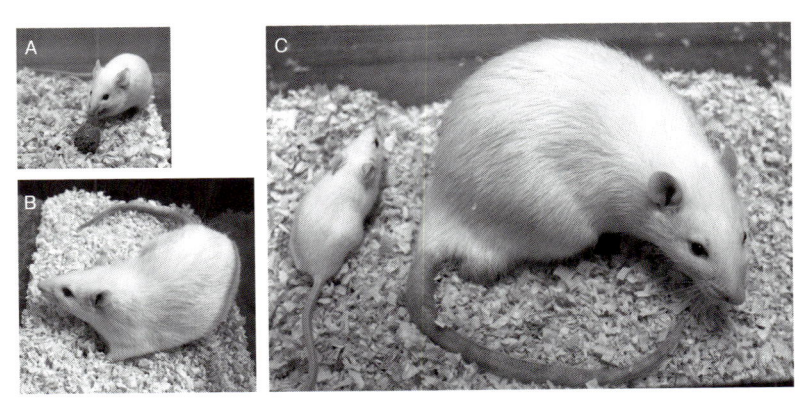

図4.1　マウスとラット
A：マウス，B：ラット，C：マウス（左）とラット（右）の大きさの違い．
写真提供：いずれも古戒道典（東京大学大学院総合文化研究科）

コラム6
遺伝子組換えコモンマーモセット

　コモンマーモセットはブラジル原産の小型のサルで，アフリカやユーラシア原産の旧世界ザルや，チンパンジーなどの類人猿とは分類を異にする新世界ザルである．体長20〜30cmと小型で，愛玩動物としても流通している．近年，このコモンマーモセットに外来遺伝子を組み込んで遺伝子組換え体を作製することに日本の研究チームが成功し，2009年に学術誌に報告された．霊長類ではすでにアカゲザルを用いた遺伝子組換え体の作製が報告されていたが，上述の通りコモンマーモセットは小型であるため，研究対象として見れば飼育に場所をとらず有利な点もある．このように，現在研究に用いられているマウスに飽き足らず，生命科学研究にふさわしいモデル生物の確立という試みは常に続けられている．

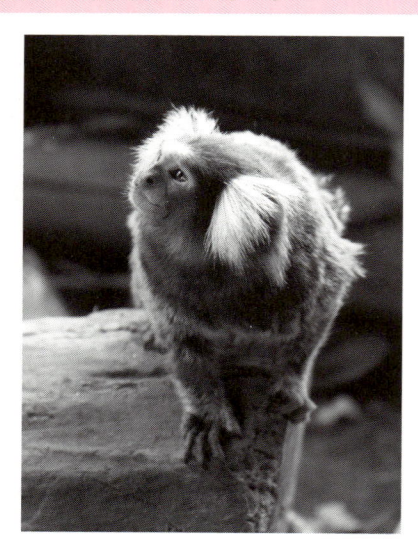

コモンマーモセット
（写真提供：PIXTA）

4.2 様々な近交系マウス

多くの場合，研究に用いられるマウスは近交系（純系）として確立されたものを用いる．近交系とは，親子の世代間においても，生まれた個体同士においても，すべての遺伝子の組成が揃っており，遺伝的背景が同一のものであることを意味している．人間の顔や形が人によって異なるのと同様に，野生のマウスは遺伝的にばらつきがあり，仮にそのような野生マウスで実験を行ったとしても，遺伝的なばらつきが実験の再現性などの面で影響を及ぼしかねない．近交系マウスを用いれば，そのような問題を回避することができる．

近交系マウスは，いわば近親婚を限りなく，くり返すことによってつくり出されたものである．したがって，野生なら両親から別々の遺伝子をもらってヘテロになる可能性をもつものが，近交系では遺伝子が揃っているためにホモにしかならないことを意味している．つまり，人間でも極端な近親婚をくり返すと劣性ホモの形質が現れやすくなるのと同様に，近交系マウスでは野生のマウスに比べて，劣性の遺伝子が表す表現型を顕著に示す場合がある．実際，実験でモデルとしてよく使われるマウスのうち，ある系統は聴覚に関わる遺伝子が劣性ホモのため，加齢に従い難聴になりやすいということが知られている．他にも同様な理由で，視覚の異常や，がんの出現が高頻度である系統も知られている．このようなマウスで実験を行うと，そのマウスでしか起こらないことを見ているにすぎないという結果につながる可能性があることに，十分に注意を払う必要がある．

4.3 様々な行動実験①－情動行動（不安水準）

4.3.1 高架式十字迷路

床から約50 cmの高さに，十字路を用意する．一方の通路には壁をつけておく．他方の通路には壁をつけず，平均台のように周囲と下が見えるようにしておく．この十字路の中心にマウスを放し，自由に行動させるようにする．通路に壁があるほうが，マウスは安心して渡ることができる．臆病なマウス

■4章 マウスと行動実験

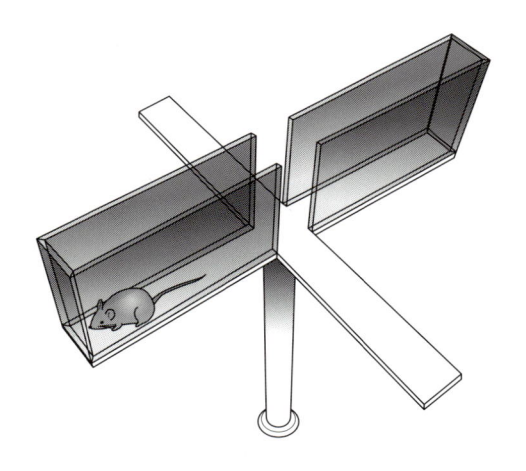

図4.2 高架式十字迷路の装置

は壁のない通路にいる時間が短くなり，好奇心旺盛なマウスは壁のない通路にも行くようになる．このようにどちらかの通路にいた時間をはかり，その割合を計算することで，マウスの不安行動を数値化することができる（図4.2）．

4.3.2 明暗試験

1つの箱を用意し，中に間仕切りをつくる．片方の空間は照明で明るくし，もう一方を暗くしておく．マウスは本来夜行性なので，暗いほうへ行きたが

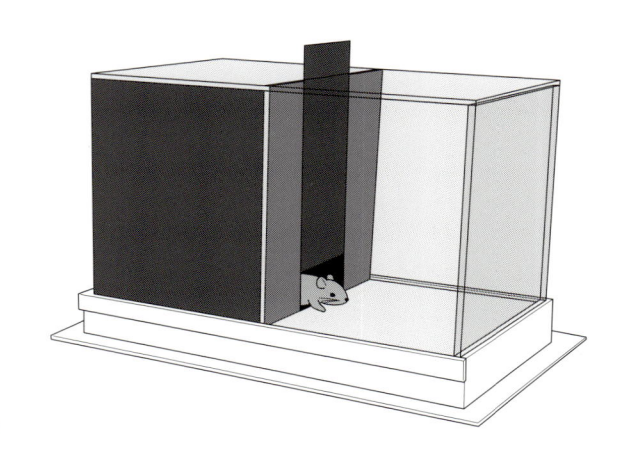

図4.3 明暗試験の装置

る．不安行動の顕著なマウスは暗い部屋にいる割合が高くなるし，好奇心が強いマウスは明所に行く頻度や時間が高い値を示すようになる（図4.3）．

4.3.3　オープンフィールド

直径約1mの円形の容器，または一辺が約50cmの箱を用意する．どちらも天井が空いている状態にしておく．マウスをその器の中に入れ，自由に行動させる．マウスは壁際にいると安心する動物なので，壁から離れて中央に出て来るマウスはそれだけ好奇心が強いといえる．このようにしてマウスが中央に出てきた時間や移動距離を測定することで，マウスの不安水準を数値化する（図4.4）．

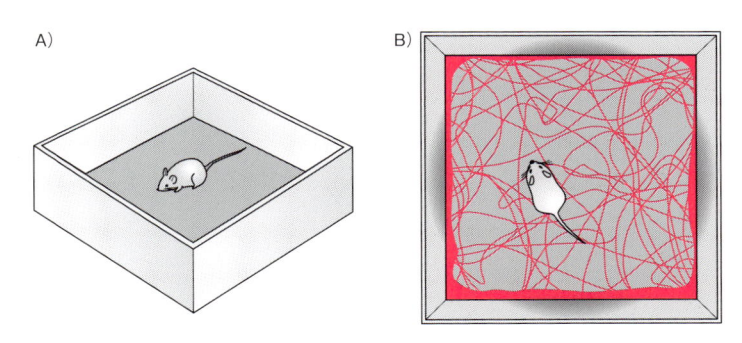

図4.4　オープンフィールド試験の概略
A:装置，B:マウスを撮影しておくなどして，移動距離や動き回った場所，時間を解析する．

4.3.4　強制水泳試験

マウスを強制的に水中に入れると，当然のようにマウスは水から逃れようとして必死に泳ぐ．ところが，うつ病の表現型を再現するモデルマウスでは，そのような自発的な行動が抑制されることが知られている．このように，この試験はうつ病モデルマウスの評価に使われると同時に，うつ病モデルのマウスに薬剤を投与し，その効果を測るというような場合にも用いられる（図4.5）．

■4章 マウスと行動実験

マウスを強制的に水槽に入れる

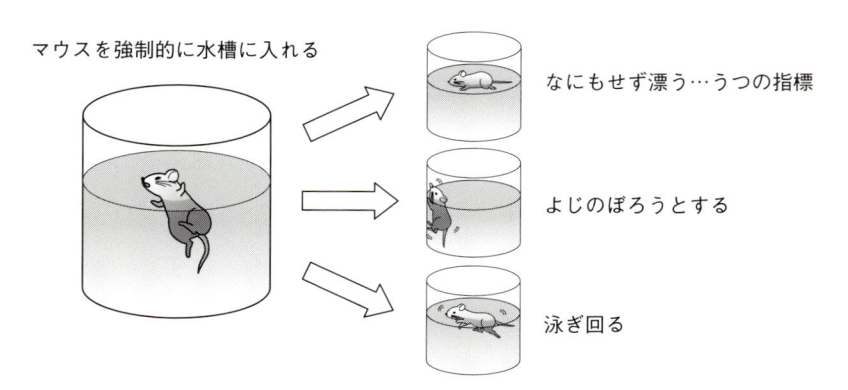

なにもせず漂う…うつの指標

よじのぼろうとする

泳ぎ回る

図 4.5　強制水泳試験の概略

4.4　様々な行動実験②－学習・記憶にかかわる実験

4.4.1　モリスの水迷路

　この実験は，空間認識と学習記憶の程度を測定するものである．直径 1.5 m 前後の水槽を用意し，そこに着色した水を注ぐ．水面下には 1 か所だけマウスが休息できる小島があるが，水に着色がしてあるため小島自体は見えない（図 4.6）．この水槽にマウスを初めて泳がせると，マウスは小島の位置を知らないので小島にたどり着くことができず，いたずらに泳ぎ続けるのみであ

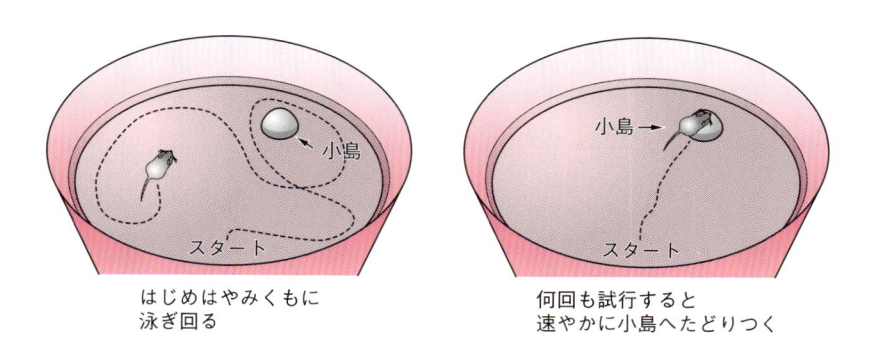

はじめはやみくもに
泳ぎ回る

何回も試行すると
速やかに小島へたどりつく

図 4.6　モリス水迷路の概略
　プールに満たす水は着色されており，水面下にある小島はマウスには見えないようになっている．

る．このテストをくり返して訓練されたマウスは，外の景色との対応から小島の位置を記憶するようになり，見えない小島に速やかにたどりつくようになる．

この迷路を考案したモリスは，ラットを用いて実験を行った．モリスの報告によると，海馬を人為的に破壊したラットでは，このテストの成績が著しく悪くなることが示されている．

4.4.2 八方向放射十字迷路

放射状に八方向に伸びた迷路があり，それらは中心でつながっている．一部の通路にだけ，端に餌を置いておく．迷路の中心でマウスを放すと，マウスは餌を探しに各通路を動き回る．毎回同じ場所に餌を置いておけば，やがてマウスは餌のある場所を覚えるようになる．この迷路でマウスが効率よく餌を取っていくには，はじめに餌のある場所を空間的に学習，記憶しておくと同時に，餌を取った場所からさらにどこに行けば新たな餌にありつけるかという思考過程が必要になってくる．したがってこの八方向放射十字迷路によって，空間認識による学習記憶と行動時における作業記憶の2つの指標が測られることになる（図4.7）．

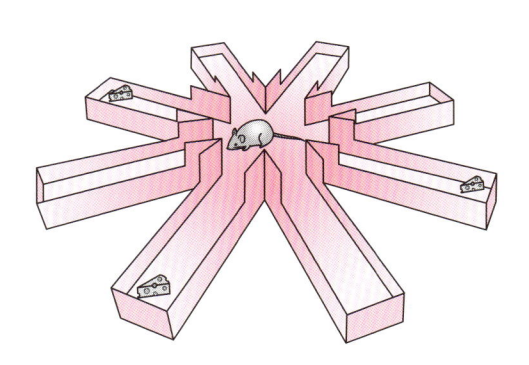

図4.7　八方向放射十字迷路の概略
通路は壁にさえぎられ，互いの通路が見えないようになっている．

4.4.3 受動回避

箱を用意し、中に間仕切りをする．片方は光をあてて明るくし，もう片方は暗くしておく．これはちょうど，明暗試験の箱のような状態である．しかしここで，暗いほうの空間に入ると電気刺激がかかるようにしておくと，本来マウスは暗いところが好きなので暗所に行こうとするが，実際に暗所に行くと電気刺激がかかってしまう．このような状態を維持すると，マウスはだんだんと暗所に行くと不利益なことが起こることを記憶し，明所にとどまるようになる．この実験により，暗所への進入と嫌悪刺激とを関連づける記憶の度合いを測定することができる（図 4.8）．

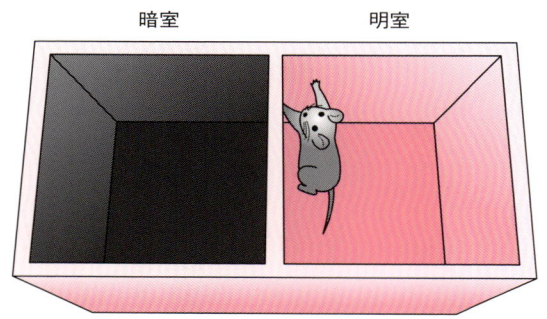

暗室　　　　　　明室

暗いほうがマウスは安心するが，　明るいとマウスは落ち着かないが，
この部屋には電流が流れている　　この部屋には電流が流れていない

図 4.8 受動回避試験の概略

4.4.4 Y 迷路

一辺が 40〜50 cm の Y 字型の迷路を用意する．餌は置いておかない．その真ん中にマウスを放すと，マウスは Y 字型の迷路を自由に行ったり来たりする．マウスの行動が餌を探すためであると考えると，Y 字の 3 本の通路を順番に出入りするのが合理的である．しかし記憶力が悪いマウスは自分が通った道を覚えていないため，3 本の通路をまったくランダムに通ることになる．この Y 字型の迷路にマウスを一定時間放しておき，3 本の通路を順番に通ったときを 1 カウントとして，そのカウント数や割合を測定する（図 4.9）．

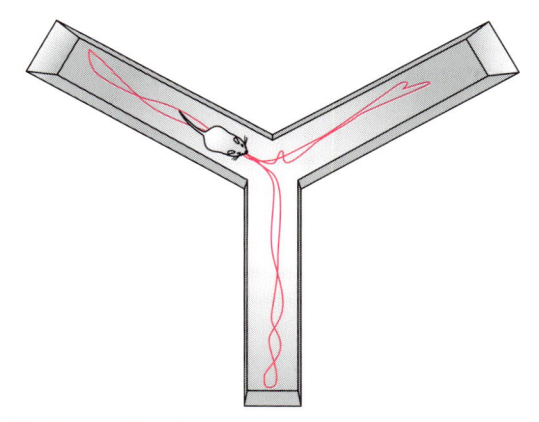

図 4.9　Y 迷路の概略
マウスの行動を撮影しておき，その足跡を解析する．

4.5　様々な行動実験③－運動機能

4.5.1　ロータロッド

ちょうど子供が鉄棒にしがみつくような要領で，マウスを横棒につかまらせる．ところがこの横棒は，モーターによって回転させることができる．この棒が水面に浮かぶ丸太のようにくるくると回るため，マウスは常に棒の上で動いてバランスを取り続けなければならない．モーターの回転数をだんだ

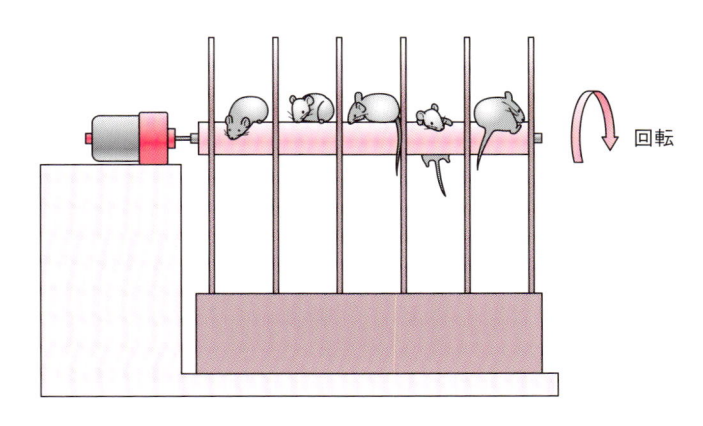

図 4.10　ロータロッド装置

んと上げていくと，運動機能に障害のあるマウスは，この棒から脱落していく（図4.10）.

4.5.2 グリップテスト

握った力が数値として現れる握力計と同じ理屈で，バネにつながった横棒にマウスを捕まらせ，マウスにその棒を引っ張らせることで，マウスが棒を引っ張る力を測定するものである．このテストは前肢，後肢の両方で用いることができる（図4.11）.

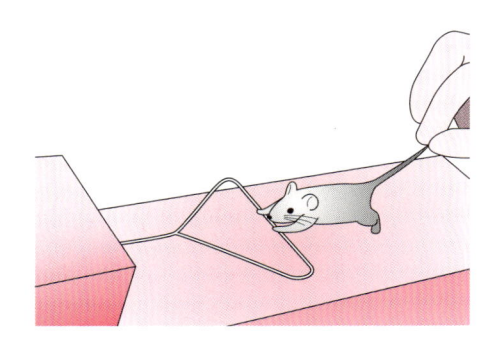

図4.11 グリップテスト

4.5.3 オープンフィールド

不安水準の測定に用いられたオープンフィールドは，運動機能の測定にも用いられる．上からビデオカメラでマウスを撮影し，その移動距離を追跡することで，マウスの自由な運動量を計測することができる．

4.5.4 行動実験から得られるデータの意味づけ

どんなに単純な行動でも，その行動が成立するには複数の要素を必要とする．またどんな行動テストでも，得られる数値の中に，その行動を成立させるための複数の要素が潜んでいる．たとえば先述のように，オープンフィールド試験ではマウスの不安行動に加えて運動機能も要素として存在しているし，ロータロッド試験で得られる成績の中には，運動中枢の神経機能と，純粋な筋力という複数の要素が含まれている．したがって，1つの行動がどのような要素から成立しているかを理解した上で行動実験を行うと同時に，あ

4.5 様々な行動実験③－運動機能

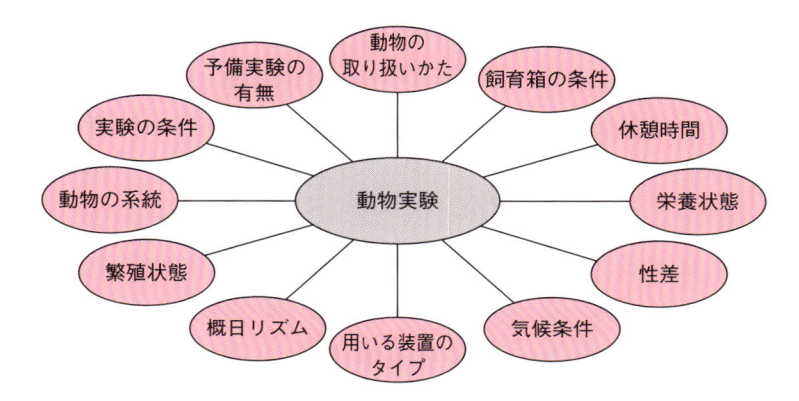

図 4.12 高架式十字迷路実験の結果に影響を及ぼしうる様々な要因
実際に実験を行う際は，できるだけこれらの要因を揃えるか，その実験が行われた際の条件を解析時に考慮する必要がある（Bourin, M., *et al.*, 2007 を改変）

る1つの要素を見たければ，それに関係する複数の行動実験を行い，多角的に結果を解析するのが望ましい．また，このことを言いかえると，1つの実験を行う際には，可能な限り環境的な条件を揃える必要がある，ということも示している．図 4.12 に示したように，高架式十字迷路1つとってしてみても，その実験結果に様々な要因が影響を及ぼす可能性があることがわかる．

また，刺激の強い行動実験をはじめに行ってしまうと，もうその実験の影響が抜けなくなり，そのマウスを次の別の実験に用いる事ができなくなる場合がある．そのため，同一のマウスを用いて複数の行動実験を行う場合は，その順序を良く考えて，マウスに負担のかからない，簡単で刺激の少ない実験から順に行っていく必要がある．

4.5.5 統計処理の必要性

どんな実験にもあてはまるが，実験結果の信用性は，結果の再現性によって保証される．とくに動物実験は個体が対象であるので，ある一個体だけで何か変化が起きたとしても，それが再現性のある結果なのか，観察者の主観が混ざった恣意的な結果であるのか，区別がつかないこともある．このよう

な状況を排除するために，得られた結果は統計処理を経て客観的な結論を導くことが求められる．一般的に，実験結果に明らかな差が見られた場合，その実験に要するサンプルの数は少なくてすむ．わずかな差を見いだしたいときには，サンプル数を増やして検討しなければならない．またサンプル数が少ない場合には，いたずらに統計処理後の結果だけ見て拙速な結論を得るのではなく，結果のすべての数値を開示して議論を進めることも求められる．

一方で，統計学的に有意な結果が出たとしても，それが生命科学的に意味のある差であることを保証するわけではない．つまり，有意差と意味のある差は同値ではない．ある実験を行って統計学的な有意差のある結果を得た場合，その結果にどれだけの意味があるかということについて，実験者は正しく注意を払って吟味しなければならない．

4.6 行動実験と分子生物学的実験の融合

最近では，高次生命現象としての認知機能と，その土台となる遺伝子機能の分子レベルでの関連に興味をあてた研究が盛んに行われている．たとえば，ある近交系マウスの行動を先に示したような実験で調べ，そのマウスがもつ特異な行動が明らかになったとしよう．その行動が，そのマウスでのみ見いだされるようなものであった場合，その理由が遺伝的要因にある可能性も十分に考えられる．したがって，ほかの様々な近交系マウスと問題のマウスの各々から組織を抽出し，発現している遺伝子（mRNA）の臓器分布や発現量，時期を網羅的に調べあげたり[*1]，同様にタンパク質の発現量や発現時期などを特定していくことにより[*2]，体内で起こっている生命現象をmRNAやタンパク質といった生体高分子のレベルで解析していくことが可能である．さらに，特異な行動を示すマウスと対照マウスのゲノムDNAを比べ，行動異常のマウスにのみDNAレベルでの変異が見いだされれば，その変異をもつ

[*1] DNAマイクロアレイや次世代シーケンサといった技術が用いられる．
[*2] このような実験に用いられる質量分析計の開発により，日本の田中耕一はノーベル賞を受賞した．

遺伝子の関与が疑わしいということになる．このような実験の積み重ねにより，認知機能にかかわる分子の機能と，そのような複数の分子が段階的に機能することによってつくり出される行動という表現型との関係が，少しずつ解明されてきている．

4.7　行動実験の問題点

　遺伝子操作と行動実験の両方を行うことのできるマウスは，いまや生命科学の研究になくてはならないモデル生物である．しかしこのモデル生物が万能であるわけではない．たとえば，筋ジストロフィーの責任遺伝子が欠損すると，ヒトでは重篤な筋萎縮が起こるが，同じ遺伝子に変異があるマウスの運動機能はそれほど阻害されていないことが知られている．ヒトにある遺伝子欠損が糖尿病の原因になると思われていたが，マウスにはそもそもその遺伝子が存在せず，両者は糖尿病発症のしくみに異なる部分が存在することも

コラム7
マウスの行動実験がヒトに通じるか

　この章は，マウスを使って行動を調べるというものだが，この複雑な人間の行動をマウスで再現できるか，という点に疑問がもたれている．ネズミといっても，マウスとラットでは機能が違うのである．手のひらに乗り，小さくてちょっぴりくさいのがマウスで，大きくてドブネズミと呼ばれているのはラットである．これらは今から1200～2400万年前にウサギと分岐したので，歯などがウサギに似ているのもそのためである．これらネズミ類は飼いやすく世代交代も速いので，実験モデル生物としてよく使用されている．
　ゲノムの大きさはヒトが約29億，ラットが27億5千万，マウスが25億塩基で，ほとんどの遺伝子が共通である．しかし，マウスと

■ 4章　マウスと行動実験

ラットは大きさが違うので，用いる実験や研究の目的も異なる．たとえば，マウスは近交系があるので遺伝学の実験に用いられる．一方，体が大きなラットは生理学や栄養学の研究に多く用いられる．また後者は，外科移植医療，がん，糖尿病などの研究にも利用されている．しかし驚くべきことに，ゲノムを調べると，ラットとマウスはほぼ同じ遺伝子をもっているがその位置がバラバラである．これは，2つの種が分岐後，染色体の切断と挿入が激しく起こったためであると考えられている．ラットの遺伝子中には，ヒトの遺伝子と類縁のもの（オルソログという）がほぼすべて存在する．つまり，ラットはヒトのかわりになるということである．

しかし，薬物代謝について興味ある事実がわかってきた．私たちの身体の中に入ってきた異物は，何らかの方法で排泄または分解されるが，それを行っているのが肝臓のシトクロム P450（略して CYP）という酵素である．ヒトには 57 種類の CYP があって，それぞれ機能を分担しながらこの役を果たしている．たとえば CYP1 は，ダイオキシンの一部に水酸基（－OH）を導入して結果的に不溶性のダイオキシンを可溶性にする．他の CYP も基本的に同じ反応を行い，ステロイドに水酸基をつけるもの，脂肪酸につけるもの，ビタミン D につけるもの，というように役割分担がある．水溶性になった外来化合物はグルクロン酸という物質に抱合され，尿に排泄される．

ところが，このような薬の必要量，致死量はまずラットやマウスで調べられることが常である．新薬の毒性を確かめるには，まずこれらのネズミ類で安全性試験をするのが恒例になっている．しかし，ゲノム解析の結果から，ヒトとラットでは薬物の代謝機能に違いがあることが明らかになった．CYP の数や機能が違うのである．これは大問題で，ネズミを使って医薬の代謝研究はできないかもしれない，ということになる．行動に関する遺伝子はそれほど研究されているわけではないが，遺伝子改変マウスでの結果がヒトに応用できるかどうかという点に関しては議論の余地があるように思われる．

> **コラム 8**
> **動物実験の 3R**
>
> 昨今では動物愛護の精神が社会に浸透してきており，研究における動物実験においても，それは例外ではない．実験に動物を用いるときには，以下に示す 3R（Replacement（代替），Reduction（削減），Refinement（改善））にしたがって実験を行うことが世界で求められている．日本では「動物の愛護及び管理に関する法律」というものがあり，これはその名の通り動物愛護に関する法律であるが，この法律に則る形で，実験動物に関する取り扱いも規定されている．
>
> Replacement
> 　同様なデータが出る場合には，可能な限り動物を使わないで済む実験を行う．
> Reduction
> 　実験前に研究手法を精査し，できるだけ実験に必要な動物の匹数を減らす．
> Refinement
> 　実験動物への無用な苦痛を減らすため，飼育環境にも配慮すると同時に，できるだけ動物に苦痛を与えない実験を行い，やむをえず命を奪う場合には，苦痛のない方法を用いる．

示唆されている．ヒトとマウスではゲノムの構造や遺伝情報も異なるため，このようなことはしばしば起こる．そして脳の機能や行動に関しても同様なことがいえる．認知機能はヒトだけが大きく発達させた特異な機能だと考えれば，マウスの実験そのものに懐疑的な意見が出てもおかしくない．

しかし現時点では，マウスがとても強力なモデル生物であることに変わりはない．行動や情動といった認知機能を構成する要素を注意深くより分け，

■4章　マウスと行動実験

その機能に関わる遺伝子とタンパク質に注目していくことにより，分子レベルで起こる普遍的な神経機能を追究するとともに，ただマウスで得られた結果をやみくもにヒトにあてはめるのではなく，得られた結果に潜む機能を科学的に考察していくことが必要であると思われる．

（笹川　昇）

5章 神経の伝導と神経伝達物質

　脳のはたらきの基本は，神経細胞の興奮とその伝導である．また神経細胞同士の相互作用も高次機能にとって重要である．5章では，神経細胞の生理学と，伝達物質の生化学的実体について学ぶ．

5.1　静止電位

　細胞の内外では，種々のイオン濃度が異なる．たとえば，K^+，Na^+，Cl^- の濃度はそれぞれ細胞内は，155 mM，12 mM，4 mM であるのに対し，細胞外では 4 mM，145 mM，120 mM となっている（表 5.1）．静止時のヒト神経細胞では非調節性 K^+ チャネルのみが開くので，静止電位は K^+ の平衡電位にほぼ等しくなる（図 5.1）．

　ネルンストの式より，静止電位 E_K は，F をファラデー定数として 20℃では，

$$E_K = (RT/F) \cdot \ln(K_{out}/K_{in}) = 0.059 \times \log_{10}(K_{out}/K_{in}) = -90 \text{ mV}$$

と計算される．そのため，通常，細胞内は負に帯電している．

5.2　活動電位

　細胞膜が刺激を受けると，Na^+ イオンが電位依存性 Na^+ チャネルから細胞内に流入して細胞内が正に帯電する．これを脱分極と呼ぶ．しかしこの流入

表 5.1　細胞内外のイオン組成

イオン	細胞 (mM)	細胞外 (mM)
Na^+	14	145
K^+	155	5
Mg^{2+}	26	3
Ca^{2+}	～0	5
Cl^-	4	105

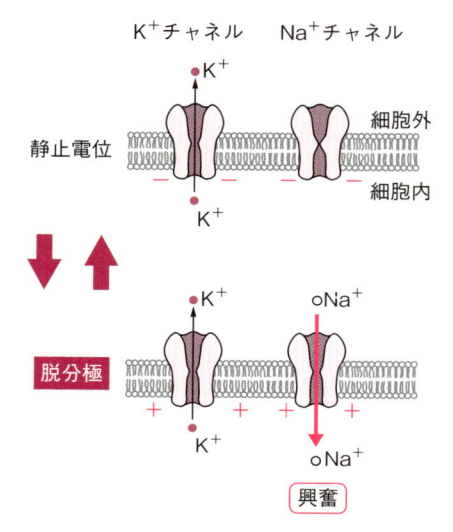

図 5.1　静止電位と脱分極

する Na$^+$ 量は細胞全体の Na$^+$ の 100 分の 1 以下であるため，脱分極する部分は細胞のほんの一部である．Na$^+$ イオンは，ポンプによってくみ出され，代わりに細胞内に多い K$^+$ イオンが細胞外に流出することによって，電位は再び負に戻る．この一過性の電位の変化を活動電位と呼ぶ（図 5.2）．フグ毒であるテトロドトキシンは Na$^+$ チャネルを開かないようにはたらくため，活動電位が出なくなる．

脱分極によって細胞膜の隣の部分が刺激され，またそこから Na$^+$ が流入

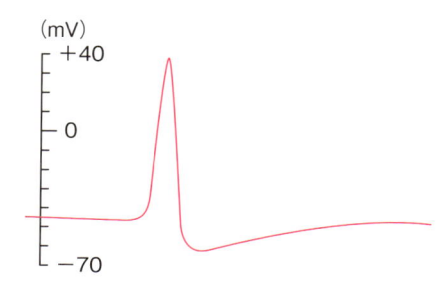

図 5.2　活動電位

5.2 活動電位

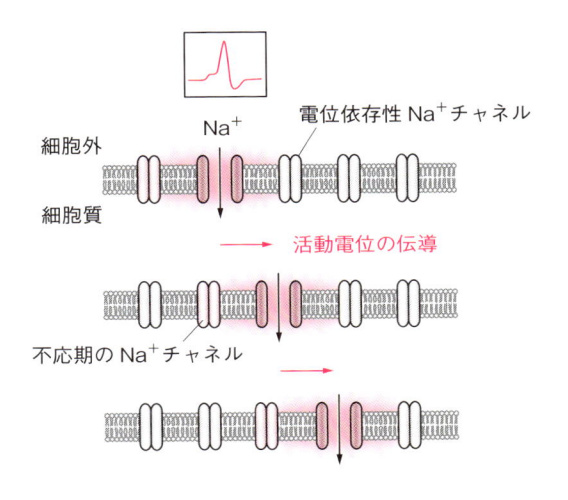

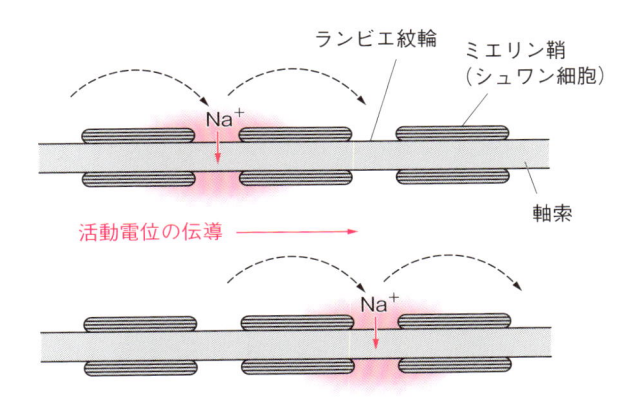

図5.3　活動電位の伝播

してくる．そのため，活動電位は最初の刺激部位の両隣の部分に伝播するように見える．同様なことが引き続き起こるのだが，いったん脱分極を起こした膜部位は少しの時間反応しなくなる（不応期）．そのため，脱分極部位は一方向性に伝わっていく．これが刺激の伝導である（図5.3）．

5.3 神経伝達

　神経細胞の末端には，神経伝達物質が蓄えられた小胞があり，電気刺激によってここから伝達物質が放出される．放出された物質は，隣接した神経の細胞膜上にある受容体に結合し，そこから新たな活動電位が発生する（図5.4）．神経伝達物質は，神経細胞体で合成され小胞に詰め込まれて軸索輸送により神経末端まで運ばれる．神経末端からはエキソサイトーシスの機構によってシナプス間隙に放出される．一部は，速い逆行性軸索輸送によって神経細胞体に戻る．

　また，隣の神経との間の隙間をシナプス間隙と呼ぶ．神経伝達物質には，グルタミン酸，GABA，グリシンなどのアミノ酸，アセチルコリン，ドーパミン・セロトニンなどのモノアミン類，バソプレシン・ガストリン・ニューロペプチドYなどのペプチドなどいろいろなものがある．

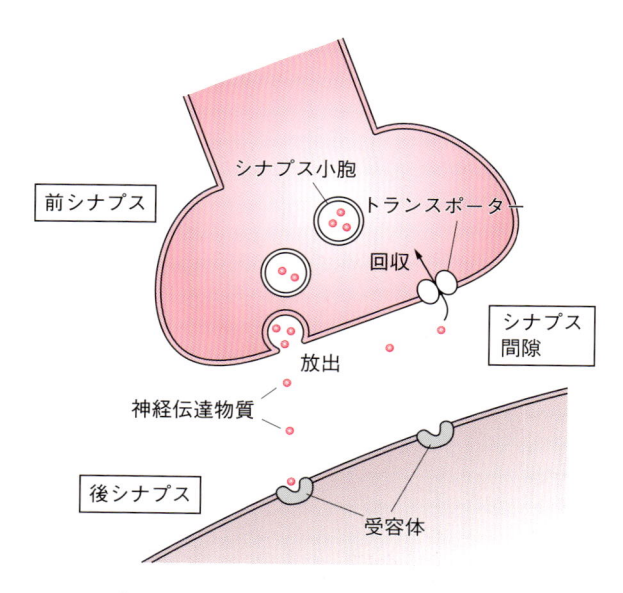

図 5.4　神経伝達物質の放出とリサイクル

5.4 受容体とシグナル伝達

　神経伝達物質の受容体は，一般に7回膜貫通型Gタンパク質共役受容体である（図5.5）．図に示すように，受容体はN末端が細胞外に出ており，細胞外ドメインがホルモンなどのシグナルと結合し，7回細胞膜を貫通したあとにC末端に残る細胞内ドメインがシグナルを細胞質に伝達する．細胞内ドメインは三量体のGタンパク質と相互作用し，細胞外からの指令がGタンパク質を介してシグナル因子（たとえば，アデニル酸シクラーゼ）に伝わる．

　このように，受容体に結合する本来の物質のことをリガンドと呼び，リガンドと同じ作用を及ぼす物質のことをアゴニスト，同じ受容体に結合してリガンドの作用を打ち消す物質のことをアンタゴニストと呼ぶ（図5.6）．神経伝達物質のアセチルコリンを例にとると，脳には2種類のアセチルコリンの受容体がある．そのうちの1つであるニコチン性アセチルコリン受容体は，

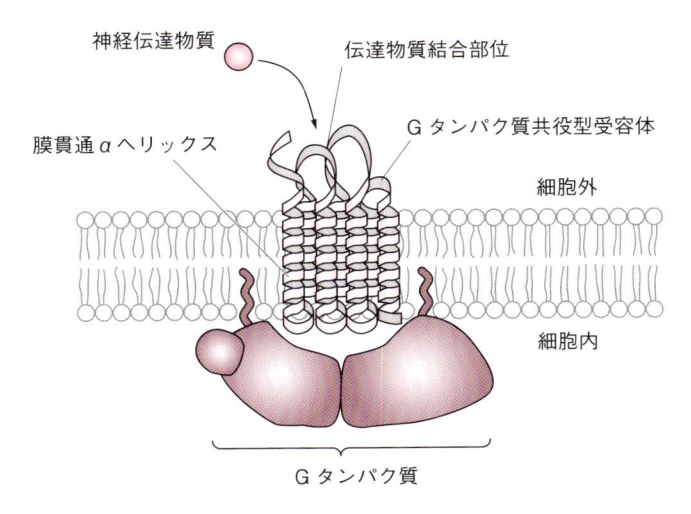

図5.5　Gタンパク質共役受容体
　大部分の代謝型受容体は7回膜貫通型のαヘリックス構造をもち，伝達物質結合部位は細胞外に，Gタンパク質結合部位は細胞内にある．

■5章 神経の伝導と神経伝達物質

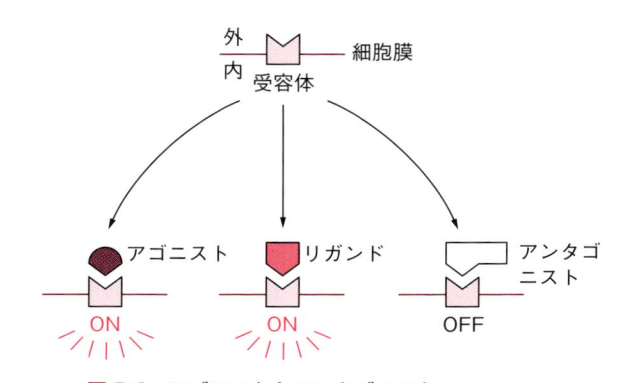

図5.6 アゴニストとアンタゴニスト
生体内で受容体と親和性をもち，結合したあと細胞内で生理作用をもつものをリガンド，同等の作用をする外来物質をアゴニスト，リガンドの作用を抑える外来物質をアンタゴニストと呼ぶ．

筋肉にも存在する．たとえば脳のアセチルコリン受容体に，ニコチンが代わりに結合すると，集中力が増すことが知られている．筋肉の受容体では，アセチルコリンは筋収縮を促進するが，ニコチンにも同じ作用がある．そのため，ニコチンはアゴニストとしてはたらいている．一方，脳にはムスカリン性アセチルコリン受容体があり，これにアセチルコリンが結合すると瞳孔が収縮するが，名前のとおり毒キノコからとられたムスカリンという物質も同じ作用をもつので，ムスカリンはこの受容体のアゴニストとしてはたらいている．一方，矢毒として知られているクラーレはニコチン性受容体にはたらいて筋を弛緩させる．そのため，クラーレはニコチン性受容体のアンタゴニストとなる．一方，アトロピンという毒はムスカリン性受容体にはたらき，瞳孔を開く作用がある．よってこれは，ムスカリン性受容体のアンタゴニストであることがわかる（表5.2）．

通常，受容体は後シナプス膜に存在するが，必ずしも後シナプスだけにあるのではない．たとえば，セロトニン神経では，前シナプス膜にも受容体があり（これを自己受容体という），放出されたセロトニンがこの自己受容体に結合すると，神経末端からのセロトニン放出を抑える役割がある．これを

5.4 受容体とシグナル伝達

表 5.2 G タンパク質共役受容体

神経伝達物質	受容体
アセチルコリン (ACh)	ムスカリン性受容体 (M_1, M_2, M_3, M_5)
グルタミン酸 (Glu)	代謝型グルタミン酸受容体 (mGluR1-8)
GABA	$GABA_B$ 受容体 ($GABA_BR1, GABA_BR2$)
セロトニン (5-HT)	$5\text{-}HT_{1(A, B, C, D\alpha, D\beta, E, F)}, 5\text{-}HT_{2,2F}, 5\text{-}HT_4, 5\text{-}HT_{5\alpha, 5\beta}$
ドーパミン (DA)	$D1_{A, B}$, D2, D3, D4
ノルエピネフリン (NE)	$\alpha_1, \alpha_2, \beta_1, \beta_2, \beta_3$
エンケファリン	μ, δ, κ
カンナビノイド	CB1, CB2
ATP	A1, A2a, A3, P2y, P2z, P2t, P2u

フィードバックと呼び，セロトニンが出過ぎるのを自分自身で制御している（図 5.7）．

また，カンナビノイド受容体 CB1 のように，もともと前シナプスだけに存在する受容体もある（図 5.8）．この場合は特殊で，後シナプス膜の脂質から合成された神経伝達物質 2-アラキドノイルグリセロール (2AG) がリガンドとなって前シナプス膜上の CB1 に結合し，GABA という神経伝達物質の放出を抑制する．このようなしくみのことを，逆行性神経伝達と呼ぶ．

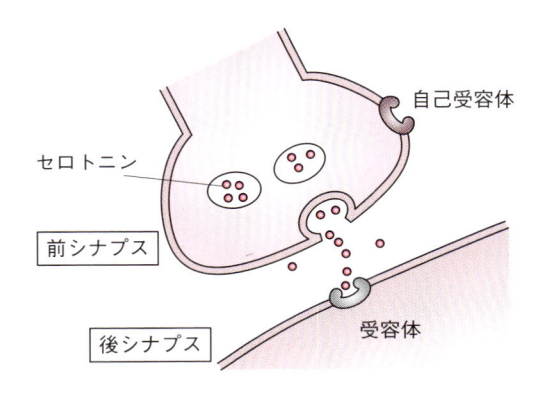

図 5.7　自己受容体による制御

■5章 神経の伝導と神経伝達物質

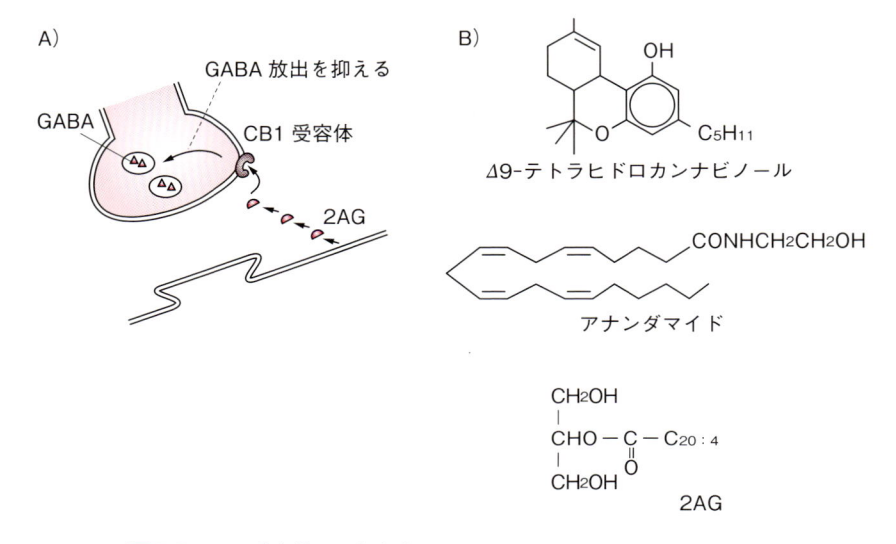

図5.8 CB1受容体のはたらき
(A) CB1受容体は前シナプス膜に存在する．(B) CB1受容体を活性化させるもの．Δ9テトラヒドロカンナビノールはマリファナの主成分．アナンダマイドや2AGもCB1受容体にはたらく．

　いったんシナプス間隙に放出された神経伝達物質は，その場で分解されるか，じわじわニューロン中にしみわたっていくか（拡散），または，積極的に前シナプスに回収される（リサイクルされる）かのどちらかである．効率を考えれば，積極的回収の方が都合が良い．このような回収を担当するタンパク質をトランスポーターと呼ぶ．通常は，前シナプスの神経末端の細胞膜上に存在する．たとえば，セロトニンならそれだけを通すセロトニントランスポーターが，ドーパミンならそれだけを通すドーパミントランスポーターが存在する．しかも，後者なら脳のどこにでも存在するのではなく，ドーパミン神経だけに存在することが知られている．

　Gタンパク質共役受容体のはたらきを図5.9に示した．Gタンパク質とは，細胞内に存在するGTP結合型三量体タンパク質で，α，β，γの3つのサブユニットからできている．GTPはαサブユニットに結合している．外部からの刺激が受容体に到達すると，受容体が活性化し，Gタンパク質が受容体

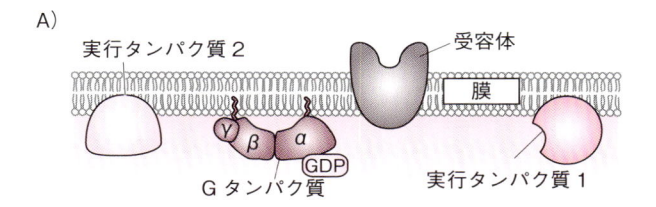

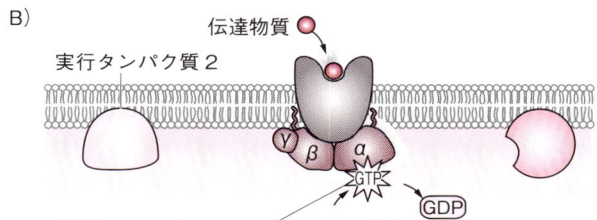

A)
実行タンパク質2　　　　　　受容体
　　　　　　　　　　　　　　膜
γ β α
　　GDP
Gタンパク質　　　　　実行タンパク質1

B)
　　　　　　　伝達物質
実行タンパク質2
γ β α
　　　GTP　　GDP
活性化 G_α サブユニットは GTP と結合する

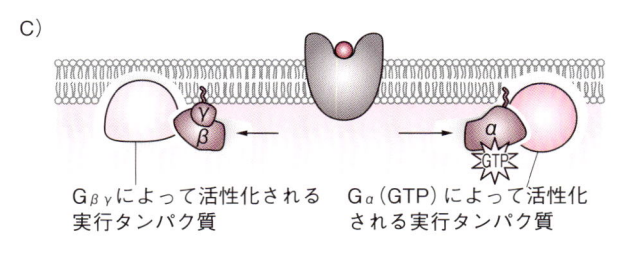

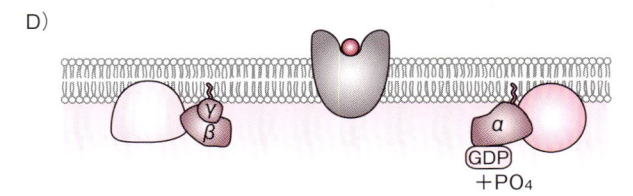

C)
γ β　　　　　　　　α
　　　　　　　　　GTP
$G_{\beta\gamma}$ によって活性化される　　G_α(GTP)によって活性
実行タンパク質　　　　　　化される実行タンパク質

D)
γ β　　　　　　　　α
　　　　　　　　　GDP
　　　　　　　　　+PO₄

図 5.9　Gタンパク質の作用の基本的な過程
（A）不活性化状態 G タンパク質の α サブユニットに GDP が結合している．（B）神経伝達物質によって G タンパク質共役受容体が活性化されると，GDP は GTP に置き換わる．（C）活性化された G タンパク質は開裂して，G_α(GTP)サブユニットと $G_{\beta\gamma}$ サブユニットに分かれて，それぞれが実行タンパク質（エフェクタータンパク質）を活性化する．（D）G_α サブユニットの GTP は GDP に変化する．

に結合する．このとき，不活性な G タンパク質に結合していた GDP が GTP に変換する．その後，G タンパク質は α と βγ 複合体に解離し，近隣にあるシグナル伝達タンパク質を活性化する．たとえば，ドーパミン D1 受容体であれば，α がアデニル酸シクラーゼを活性化し，cAMP が作られる．その後，GTP は加水分解され，α の活性化機能は失われる．

（石浦章一）

コラム 9
性格は遺伝するのか？

　人間にはいろいろな性格がある．これをどう分類するかが問題なのだが，クロニンジャーは，新奇探求（ノベルティーシーキング），損害回避（ハームアボイダンス），報酬応答（リワードディペンダンス），固執（パーシステンス）の 4 つが遺伝するとした．またコスタは，人間には NEO と呼ばれる指標があり，神経質（ニューロティシズム，N），外向性（エキストラバーシャン，E），開拓性（オープンネス，O），などが生まれつき決まっている人間の性質ではないかと考えた．この他に，愛想の良さ（アグリアブルネス），誠実さ（コンシエンシャスネス）も性格の一面とした．コスタの分類では，この 5 つが人間の行動の基本になるもので，それぞれについて数十個の遺伝子が規定しているのではないかと考えている．ここではクロニンジャーに従って，性格と遺伝子との関係を述べてみよう．

　新奇探求というのは，何か新しいものがあるとすぐに飛びつく，という性格である．細かく分けると，この中にも探究心とか，衝動的，浪費，無秩序という項目があるのだが，新奇探求性が高いと，スリルを好み，少々のリスクも厭わない無鉄砲な人なのである．たとえば，みんなで遠足へ行ったときに，ちょっと全員で登るには辛いような崖

が見えた途端にさっと走りよって上に登り，みんなに崖の上から「おーい！」と言うようなタイプの人間．下にいて，「おいおいそんなところに行ったら危ないぞ」というタイプの人間．前者が新奇探求性が高く，下の方にいるのが低い代表例になる．両者では，自分が危ないと思うリスクの閾値が違うらしい．たとえば前者は探検家や兵士に多く，後者は宗教家か医者に多いといわれている．新奇探求性が高い人は，外向性が高いというデータもある．

1996年に，新奇探求性はドーパミンの機能に関係があり，ドーパミン関連遺伝子の違いによって性格が違ってくるのではないか，と提案された．ドーパミンは人間の意欲に関係する物質で，常習行動に関係がある．また，報酬が予想される場合にも脳の中でドーパミンが上がるという報告がある．ドーパミンを受け取る側にある受容体は，ヒトの場合，D1からD5まで5種類ある．たとえば，統合失調症に効く薬は，D2とD4受容体に結合して効く．1997年になり，ドーパミンD4受容体が怪しいということになった．理由は，D4受容体だけは，遺伝子に個人差（多型）があり，人によって長さが違うということが明らかになったからである．タンパク質のど真ん中の部分に，ある同じ長さのDNA配列が2回続いている人と，4回続いている人，7回続いている人がいるのである．その残りの部分の配列はみな同じであった．

そこで，実際日本人のDNAで私が調べたところ，少なくとも東大生では7回くり返しがいないことが判明した．加えて，日本中どこで調べてもD4遺伝子の7回くり返しがほとんどいないということがわかった．つまり，日本人はたまたま2回と4回のくり返ししかもっていないのである．この中では，この4回くり返しをもっている人の方が2回の人よりも新奇探求度が高いことがわかった．

このくり返しの違いで何が起こっているのだろう．ドーパミン受容体にドーパミンが結合すると，その刺激によって細胞の中でサイク

■5章　神経の伝導と神経伝達物質

リックAMP（cAMP）という物質がつくられる．この量が2回くり返しの人が一番多いということがわかり，4回くり返し，7回くり返しになるとサイクリックAMPの量が少なくなっていくのである．すなわち2回くり返しの人はほんのちょっとドーパミンが来てもサイクリックAMPはできるが，7回くり返しの人は刺激が来てもこれができる量が少ないために，ドーパミンから何度も何度も刺激が来ないと普通の人のように行動できないのではないかと考えられている．要するに新奇性探求の違いは，D4の機能の違いで説明できるわけである．

つまり，崖のそばに立って手を振っている人を見て，危ないと思う人と，楽しそうだと思う人がいるらしいのである．小さいときから自転車で坂を一直線に下りる人とそうでない人は，危険に対する感受性が違うのではないか．リスクに対する感受性は生来のものである可能性が高いということが，遺伝子の研究から少しずつ明らかになってきた．

一般的に，リスクに対する感受性には性差があるということも明らかになってきた．男と女とどっちが危険を冒しやすいか，危険を嫌うかというテストをすると，はっきり女性は危険を嫌うのである．たとえば，女性は家族に対するリスクを非常に嫌うことがわかっている．一般女性が科学技術を嫌うのも，そのあたりが原因らしい．女性だけでなく，歳を取れば取るほど，新しい科学技術に対して嫌悪感，警戒心をもつ，ということも事実である．これは，遺伝子ではなくホルモンの影響らしい．

6章　記憶・学習の謎に迫る
－LTPの分子メカニズム－

　脳の機能のうちで，最も関心がもたれている機能の1つは，記憶と学習の機構であろう．なぜ，遠い昔の記憶をもち続ける事ができるのか，反対になぜ新しい事を憶える事ができるのかといった事については，神経細胞のネットワークにその機構が隠されているのではないかと考えられ，古くから解析がされてきた．

6.1　条件づけのメカニズム

　イワン・パブロフによる古典的条件づけ（conditioning）の実験に，"パブロフの犬"がある．この実験では，ベルの音と餌の出現を関連づける事により，音を聞いただけで犬が涎を流し，犬は両者の関連を学習したと考えられた．私たちが通常，事実または出来事を思い出すことは心理学的には陳述記憶と呼ばれる一方，このパブロフの犬のような様々な学習過程は非陳述記憶と呼ばれる．"パブロフの犬"を細胞のレベルで考えると，ベルの音という入力を受け取った神経細胞が，唾液の放出などを支配する神経細胞にはたらきかけるようになると考えられる．同じような条件づけの例は，ノーベル賞学者であるエリック・カンデルが行ったアメフラシを使った記憶の実験でも観察され，神経細胞レベルでそのメカニズムが証明されている．アメフラシ（学名 *Aplysia vaccaria*）は，ウミウシの仲間の軟体動物であるが，神経細胞（ニューロン）が大きく（約 $100\mu m$）肉眼でも観察可能な単純な神経系をもつこと，哺乳動物の中枢神経系に存在する神経伝達物質を共通してもっていることから神経ネットワークの研究に有用な実験動物である．アメフラシには，危険を感じるとエラを引き込む反射行動がある．海水を吹き出す水管（サイフォン）を棒でつつくなどの刺激を与えると，エラは引っ込む．しかし，続けて刺激を加えると，この反射は「慣れ（habituation）」によって，次第

に減弱していく．「慣れ」のメカニズムも興味深く，皆さんには個々に勉強して頂こう．ところが，そこで水管の刺激の前に頭や尾などに弱い刺激を与えるということを行うと，反射が強く現れ「感度の強化（sensitization）」が起こる．これは数日から数週間も続くことになる．カンデルは，図 6.1 に示す神経回路によって，この変化（可塑性と呼ばれる）をもたらすメカニズムを説明した．重要な段階は，神経終末での Ca^{2+} の流入である．

エラを収縮させる運動ニューロンには，水管に存在する感覚ニューロンからのシナプス結合があるが，この神経終末には，尾からの促進性介在ニューロンが結合している．この介在ニューロンはセロトニン（5HT）を伝達物質としている．図 6.1 に示したように尾への刺激によってセロトニンが放出され，神経終末膜の受容体に結合すると，受容体と共役する G タンパク質を介してアデニル酸シクラーゼを活性化し，cAMP（サイクリック AMP）濃度が上昇し，A キナーゼ（PKA）により K^+ チャネル（S チャネル）タンパク質がリン酸化され，閉じる．すると，神経終末での活動電位の持続時間が長くなり，活動電位が起こっている間，電位依存性 Ca^{2+} チャネルは開き続け，カルシウムイオンの流入が続き，カルシウムによって調節される神経伝達物質の放出量も多くなる（図 6.1B）．このようなメカニズムで，尾への刺激により感覚ニューロン末端の伝達効率が上がること（尾を刺激することによるエラ収縮の感度強化）が説明された．これらの分子過程はセロトニンや cAMP を与えると実際に K^+ チャネルが閉じることで確認された．

また，上記の水管への刺激と尾への刺激を組み合わせることでエラの引き込み反応が増大する，古典的条件づけに類似した現象も発見した．少しややこしい実験になるが，水管への弱い刺激（無条件刺激）と尾への刺激（条件刺激）とを組み合わせて行う訓練である．"水管への刺激"→"尾への刺激"をくり返す訓練を 1 日間行った後では，水管の刺激に対して，感度の強化で説明できる反応の強化を大きく上回るエラの収縮が起こった．また，ここでも，"パブロフの犬"と同じように，刺激の組合せのタイミングが重要だった．つまり，条件づけは，尾への刺激（パブロフの犬ではベルの音）が水管への弱い刺激（パブロフの犬では餌の出現）から 0.5 秒間を経過せずに行わ

6.1 条件づけのメカニズム

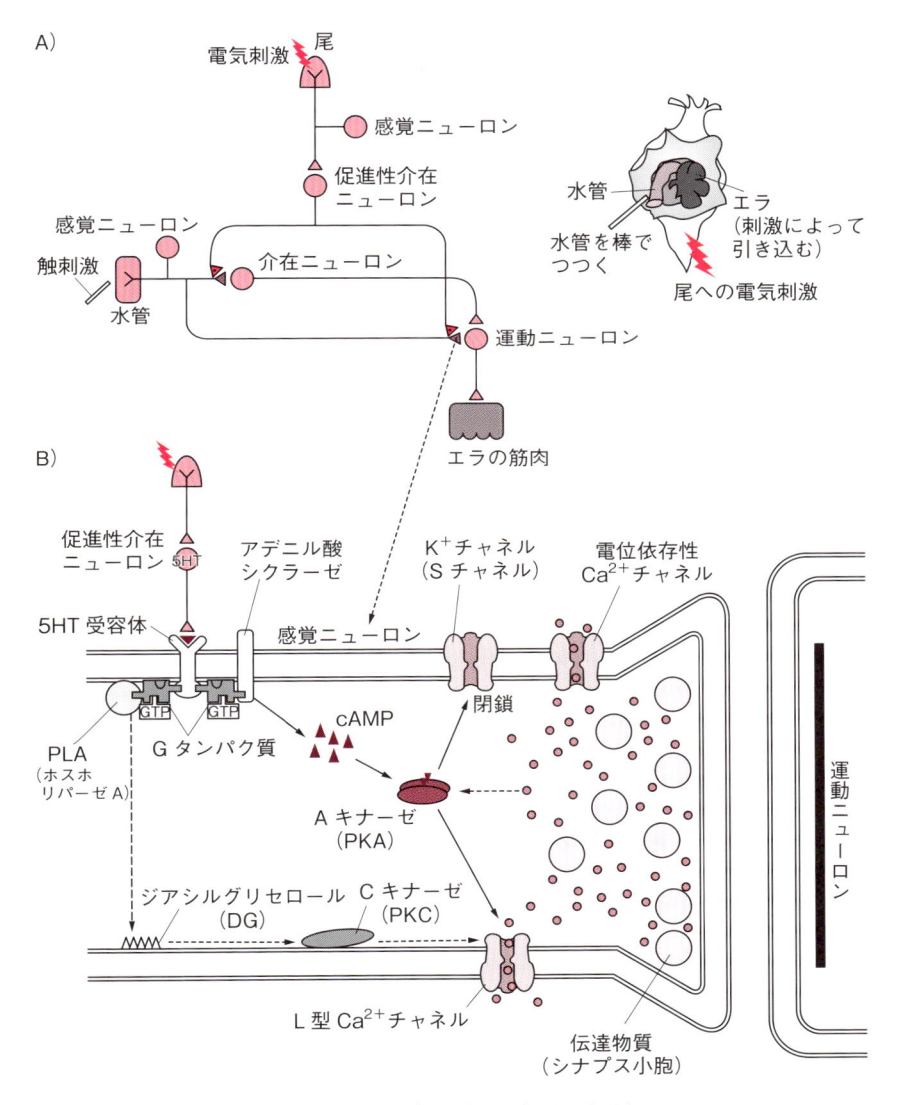

図 6.1　アメフラシ神経細胞の K$^+$ チャネル（S チャネル）
A：アメフラシのエラ引っ込め反射の模式図と，それに関与する神経回路．
B：細胞内での分子機構．説明は本文を参照．

れたときのみに起こったのである．この古典的条件づけでも，感度の強化の分子メカニズムと同様に，Ca^{2+}の流入が重要視されている．水管の刺激を受けた感覚神経終末では，電位依存性Ca^{2+}チャネルによるCa^{2+}の流入により，カルシウム情報伝達経路が活性化されるのだが，条件づけが起こるときには，カルシウムによって活性化されたカルモジュリンの結合によってアデニル酸シクラーゼ（図6.1B）がさらに活性化され，5HTを介したCa^{2+}の流入を増大しているのではないかという仮説が考えられている．

　以上のメカニズムは，リン酸化によって制御され短期的な変化を引き起こすプロセス，すなわち短期記憶と考えられるが，何週間も続くようなシナプスの構造変化（シナプス終末数の増加や，新たな回路の生成）をともなう長期記憶には，転写と新しいタンパク質の合成が必要なことも示されている．この長期記憶でもPKAの関与が示唆されているが，その機構はよくわかっていない．これについては，ヒトでの記憶と一緒に取り上げることにする．

6.2　シナプス伝達効率とLTP

　アメフラシのモデルでは，シナプス伝達の修飾により学習と記憶が起こる可能性が示唆された．それでは，アメフラシの単純な神経系ではなく私たちヒトの脳内では，記憶に応じてどのような変化が起きているのだろうか？ヒトの神経細胞の構造が明らかになるにつれ，一過的な経験が何十年にもわたって続く無数の記憶へと移る機構は，長期にわたって維持されるシナプス伝達効率の変化によるのではないかと考えられてきた．シナプス伝達効率は，神経活動に応じて変更されると考えられた．ヒトの脳の部位では，海馬が学習や記憶に必要であることが古くから知られており，1970年代の初頭に，海馬の興奮性シナプスをくり返し刺激することにより，数時間から数日間にわたってシナプス伝達の強度が上昇する現象が発見された．この長期にわたって続くシナプス伝達の増強は，「長期増強（long-term potentiation, LTP）」と呼ばれ，細胞レベルで記憶が形成され蓄積される分子メカニズムを理解する上で重要な手がかりを与えると広く信じられ，研究されている．LTPについて記載した論文が膨大（"long term potentiation"について記載の

ある論文を検索-MEDLINE-すると2011年現在で11,000報近くある）なことからも，LTPがいかに広く受け入れられているかがわかる．しかし，LTPをもたらす細胞レベル，前シナプスと後シナプスにおける分子レベルでの変化について解明するのは容易ではなく，いまだに論争が絶えない．

　ここからは，研究が進んでいる海馬での長期増強について，その現象から分子メカニズムまで紹介する．図6.2Aの断面図にみられるように，海馬は2つのニューロンの層からできていて，1つの層が歯状回と呼ばれ，もう一方はアンモン角と呼ばれている．海馬のLTPの研究は，このうちアンモン角のニューロン，CA1錐体細胞（pyramidal cell）の樹状突起にある興奮性シナプスを解析したものが大部分である（図6.2A）．CAとは，Cornu Ammonisの略語で"アンモン神の角"を意味するラテン語に由来する．「CA1シナプス」と呼ばれるこのシナプスには，海馬の別の領域の細胞（CA3細胞）の軸索（シャーファー側枝と呼ばれる）が結合していて，グルタミン酸を神経伝達物質として放出している．シナプスの伝達を解析するには，このシャーファー側枝に電気刺激を与えて，CA1細胞の側に伝わる電気刺激（興奮性シナプス後電位，EPSP）を観察する．図6.2Bには実際の実験結果が示してある．通常，1分程度の間隔でシナプスを電気刺激し，15～30分観察してEPSPが安定するのを待つ（この値が基準値となる）．その後，LTPを引き起こすために，同じ軸索をテタヌス（tetanus），つまり短時間，高頻度で刺激する（典型的には，100回/秒の頻度で，50～100発の電気刺激を与える）．この"テタヌス刺激"の後で再びシナプスを刺激すると，LTPが引き起こされて，最初の基準を記録したときよりも著しく大きいEPSPを起こすようになる（図6.2B）．言い換えると，テタヌス刺激は，シナプスの伝達効率を向上させたのである．このシナプス伝達効率の上昇は，数時間～数日間にわたり持続するのである．

　LTPは，細胞レベルで「記憶」が形成されている過程と考えられるが，そのメカニズムを考える上で，重要な特徴が2つある．第一に，シナプス伝達強度の上昇は，刺激を受けたシナプスでのみ起こり，同一細胞であっても他のシナプスでは起こらない（図6.2C）．これを，LTPは「入力特異的（input

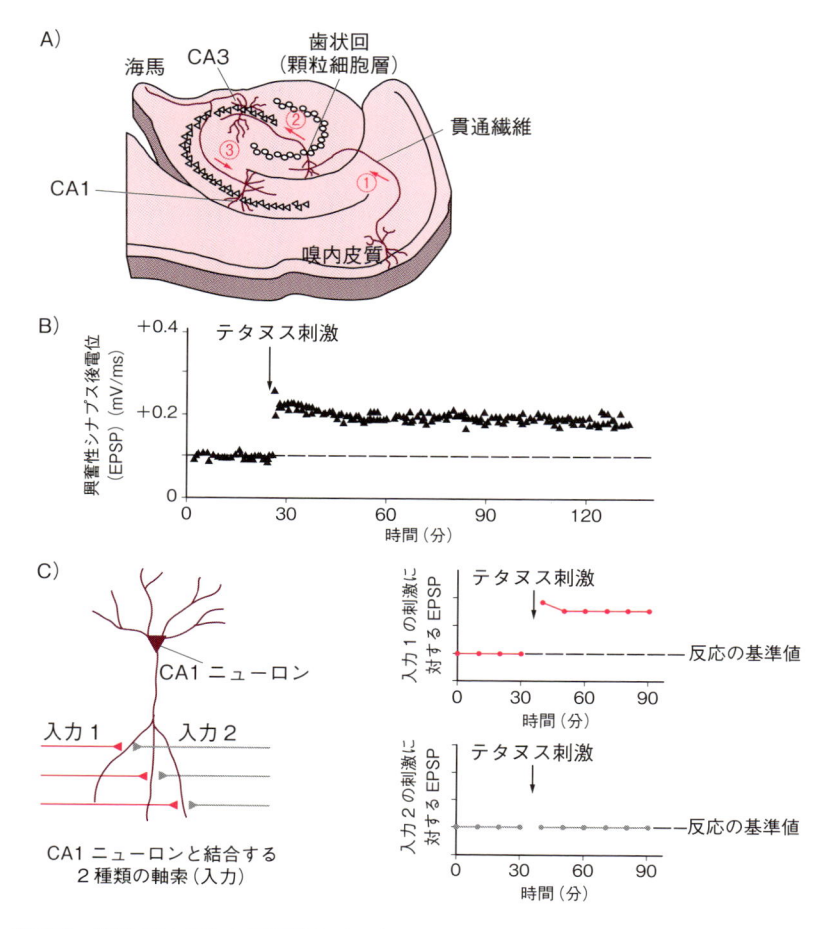

図 6.2　海馬 CA1 細胞の長期増強（LTP）

A：海馬の神経回路．①情報は嗅内皮質から貫通繊維を通って歯状回の細胞へと到達する．②歯状回の顆粒細胞は軸索を出し，CA3 領域の錐体細胞（CA3 細胞）とシナプスを形成する．③ CA3 細胞の軸索（シャーファー側枝）は CA1 領域の錐体細胞（CA1 細胞）とシナプスを形成する．B：LTP は，CA1 ニューロンの反応を測定したグラフで，興奮性後シナプス電位（EPSP）の上昇として捉えられる．10 秒間隔で CA1 細胞への入力を刺激し，EPSP を測定した．その後，1 秒間 100 回（100Hz）細胞を刺激し（テタヌス刺激），その後ふたたび EPSP を測定したところ，EPSP の上昇が見られた．この上昇，すなわち LTP は数時間にわたって継続した．C：LTP の入力特異性．二つの入力を交互に刺激して，CA1 ニューロンの反応（EPSP）を記録する．入力 1 にテタヌス刺激（↓）を与えると LTP が誘導される（上のグラフ）が，入力 2 の反応には変化が見られない．

specific)」であるという．1つの細胞には複数の軸索が結合し，刺激が伝達されるが，図6.2での入力1と入力2のように，複数の情報を分けて"記憶"することができる．LTPによって1つの細胞が蓄え得る「記憶情報」を高く保つのに有利にはたらくと考えられる．第二の特徴は，第一の特徴と逆の作用のように思えるものであるが，LTPは「連動」することも知られている．つまり，あるシナプスがLTPを起こした後，同じ細胞の近くのシナプスでLTPが容易に起こるようになる．"条件づけ"のように2つの入力からの刺激が続けて起こったときを考えると，単独ではLTPを引き起こさせることができない程度の強さの刺激でもLTPが誘発されて，刺激による情報が蓄積されると考えられる．

　それでは，LTPの最中にシナプスでは何が起こっているのだろうか？CA1細胞へのシナプス伝達では，CA3細胞から伝達物質であるグルタミン酸が放出され，後シナプス（CA1細胞側）にある2つの型のグルタミン酸受容体に結合する（図6.3）．第一はAMPA（α-amino-3-hydroxy-5-methyl-4-isoxazolepropionic)受容体である．AMPA受容体はNa^+とK^+を透過するチャンネルをもち，刺激を受けて内向き電流（Na^+の流入）を生じる．第二は，電位に依存して活性化されるNMDA（N-methyl-D-aspartate）受容体である．NMDA受容体のチャンネルは，細胞外のMg^{2+}によりブロックされていて，通常は後シナプスの応答にはほとんど関与しない．しかし，高頻度刺激（テタヌス刺激）を受けてグルタミン酸が大量に放出されCA1細胞が脱分極（5章参照）すると，Mg^{2+}がNMDA受容体の結合部位から離れる．これにより，後シナプスにNa^+とCa^{2+}が流入するようになる（図6.3）．LTPを誘発するには，このようにNMDA受容体が「活性化」されることが必要なのである．次節で詳しく説明するが，このカルシウムの流入にともない，細胞内カルシウム情報伝達経路がLTPを誘導すると考えられている．

6.3　LTPの誘導とカルシウム情報伝達経路

　CA1細胞では，カルシウム濃度の上昇に伴ってどのような情報伝達経路が活性化されるのであろうか？　これまで候補にあがったカルシウムで制御

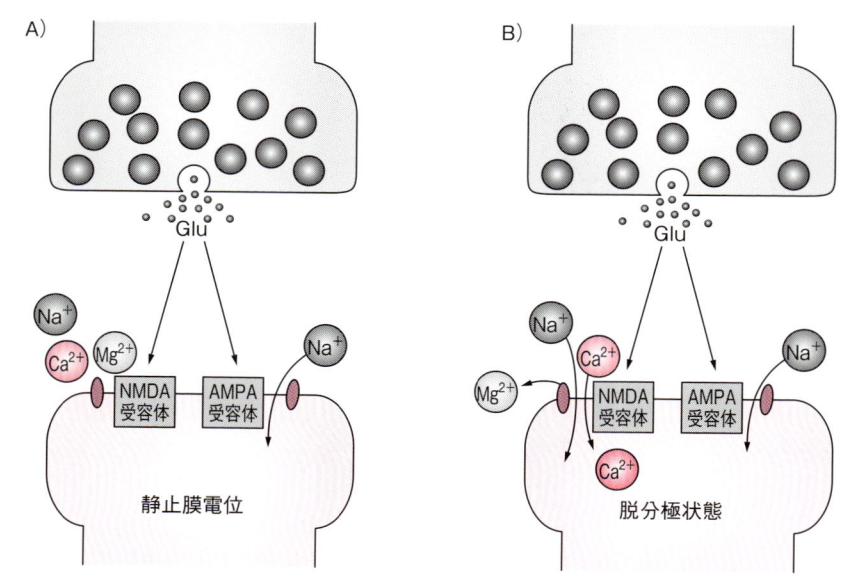

図6.3 LTP誘導のモデル

前シナプス膜から放出されるグルタミン酸は，2種類のグルタミン酸受容体，AMPA受容体とNMDA受容体に作用する．A：静止膜電位に近いシナプス伝達では，NMDA受容体はMg^{2+}でブロックされており，グルタミン酸はAMPA受容体に作用して，細胞内にNa^+を流入させる．B：テタヌス刺激によって細胞が脱分極すると，Mg^{2+}がNMDA受容体から離れ，NMDA受容体からも，Na^+とCa^{2+}が流入するようになる．この細胞内カルシウム濃度の上昇が，LTPを引き起こす鍵となる．

される情報伝達経路は無数にあるが，実際にLTPを起こすのに必須な構成要素として証明されたものは少ない．それらの中では，タンパク質をリン酸化するプロテインキナーゼが重要な役割を果たしていることがわかっている．第一はCa^{2+}／カルモジュリン依存性プロテインキナーゼ(CaMKⅡ, "カムケーツー"と読む)である．CaMKⅡは，グルタミン酸受容体が存在するシナプス後膜付近に多く存在することが知られている．CaMKⅡは，カルシウムによって活性化したカルモジュリンと結合し，タンパク質をリン酸化している．その際，CaMKⅡは自分自身もリン酸化（"自己リン酸化"）する．自己リン酸化したCaMKⅡは，「超」活性化状態といえる状態になり，カルシウムが無くてもタンパク質をリン酸化するようになる（図6.4）．LTP

6.3 LTPの誘導とカルシウム情報伝達経路

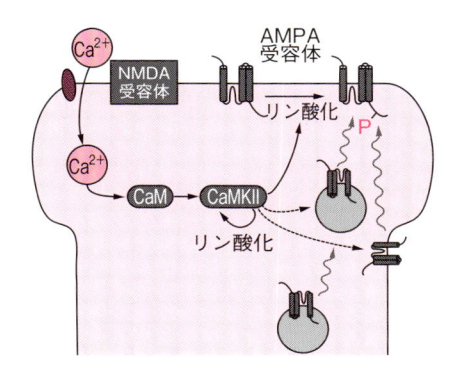

図 6.4　CAMK II を介した LTP 誘導のモデル
細胞の樹状突起内に流入した Ca^{2+} は，カルモジュリン（CaM）と結合して，さらに CaMK II を活性する．CaMK II は自身をリン酸化して活性化して，Ca^{2+} がなくなった後でも活性を維持する．そして，CaMK II は AMPA 受容体をリン酸化して，そのチャネル伝導率を上昇させる一方，AMPA 受容体の後シナプス細胞膜への輸送を促進する．これらの効果によって，活性化状態の AMPA 受容体の量が増えて，LTP を引き起こすと考えられている．

と CaMK II を関連づける一番大きな発見は，CaMK II 遺伝子を破壊したノックアウトマウスで LTP が起こらないことを明らかにしたことであろう．その後，研究を進めていくと，CaMK II は AMPA 受容体の GluR1 サブユニットをリン酸化することがわかった（AMPA 受容体は GluR1 と GluR2 の 2 つのタンパク質から構成されている）．さらに，GluR1 が CaMK II によってリン酸化されると，AMPA 受容体のチャネル伝導力が著しく上昇する（図 6.4）ことがわかったのだ．つまり，CaMK II が AMPA 受容体の性質を変化させて，同じ刺激に対しても，より大きな反応（シナプス後電位）を発生するようになる．また，LTP が起こるとシナプス後膜における AMPA 受容体の量が増えることも観察されている．CaMK II を介して，細胞膜上への AMPA 受容体の輸送が活発になる（図 6.4 中の波線）と考えられている（図 6.4）．

LTP に関わるその他のプロテインキナーゼとして，プロテインキナーゼ C（PKC）とプロテインキナーゼ A（PKA）が知られている．このうち，PKA

■6章　記憶・学習の謎に迫る

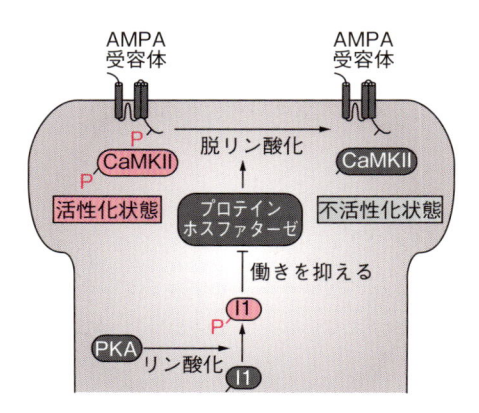

図6.5　PKAを介したLTP誘導のモデル
AMPA受容体やCaMKⅡはリン酸化されて活性化状態になるが，これらのリン酸は，プロテインホスファターゼによって，脱リン酸化され，取り除かれてしまう．しかし，細胞の中にはプロテインホスファターゼの働きを抑えるプロテインホスファターゼインヒビター（I1）というタンパク質がある．PKAはI1をリン酸化することによってプロテインホスファターゼのはたらきを抑え，AMPA受容体やCaMKⅡがリン酸化状態を維持するようにはたらきかけている．

の機能については，CaMKⅡの活性を増幅させることがわかっている．そのメカニズムは少し間接的で，リン酸を取り除く"ホスファターゼ"とホスファターゼインヒビター1（I1）（インヒビターとは，はたらきを抑えるもののことで，I1はホスファターゼのはたらきを抑える）が関係している．PKAはI1をリン酸化して「活性化」する．そうすると，リン酸化されたI1はホスファターゼの機能を抑えて，CaMKⅡやAMPA受容体に結合したリン酸基がホスファターゼによって除去されるのを抑えていると考えられている（図6.5）．つまり，PKAはリン酸化CaMKⅡとリン酸化AMPA受容体がはたらき続けるように仕向けるのだ．LTPにおけるこれらのキナーゼの正確な役割分担は，これから明らかにされていくだろう．

　LTPは数秒間という短い間に誘発されるが，シャーレの中で解析する海馬切片では数時間，生体内では数日からその生涯にわたって維持される．このような長期間にわたってLTPが維持される際には，新たなタンパク質合

成によって，長期にわたる神経回路の変化が起きていることが明らかになってきた．非常に興味深いが，そのメカニズムを解析するのは技術的にもまだまだ難しい．これについては，本章の最後で少しふれることにする．

6.4　LTD

さて，ここまで，シナプスの伝達効率が上昇するLTPについて見てきたが，逆に，シナプスの伝達効率が減少する長期抑制（long-term depression, LTD）という現象も見つかっている．1980年代初頭に，東京大学の伊藤正男らが発見した小脳のLTDは，小脳が学習に機能する基盤となるものと考えられている．図6.6の断面図に見られるように，小脳のニューロンは複雑に絡み合っていて，プルキンエ細胞には2つの種類のニューロンからのシナプスが結合している．この小脳のプルキンエ細胞に対する2つの入力は，平

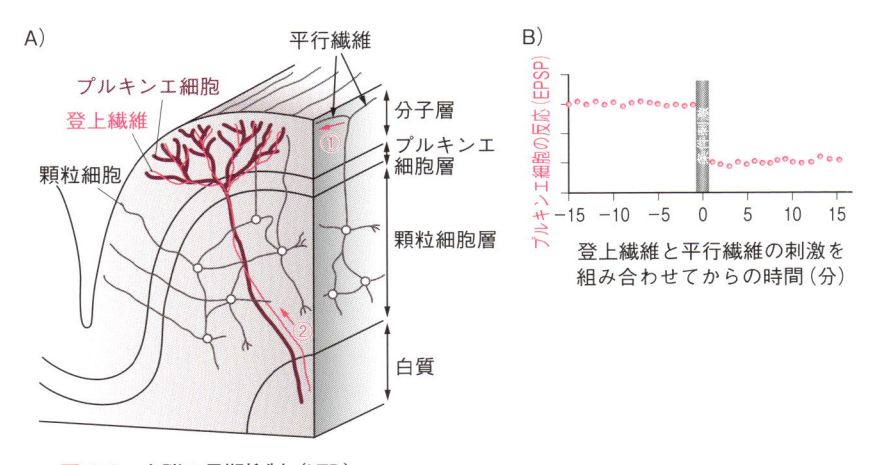

図6.6　小脳の長期抑制（LTD）
A：小脳皮質の構造．小脳皮質は，白質，顆粒細胞層，プルキンエ細胞層，分子層から構成される．プルキンエ細胞（えんじ色）への入力は①小脳顆粒細胞からの平行繊維と②白質（下オリーブ核）からくる登上繊維である．B：小脳のLTDでは，平行繊維への刺激に対するプルキンエ細胞の反応（EPSP）を記録する．ここで，登上繊維への刺激と平行繊維への刺激を組み合わせる．つまり，両方の繊維を低頻度で数分間刺激するとLTDが誘導され，平行繊維への刺激に対するEPSPが減少する．ここで，同じ実験で，登上繊維への刺激についてのEPSPを記録しても，LTDは起こらないことが知られている．

行繊維と登上繊維と呼ばれる．これら2つの軸索への電気刺激を組み合わせると，プルキンエ細胞へのシナプス伝達が抑制されるという現象が観察された．実際の解析結果を簡単に説明したい．実験では，まず，平行繊維を刺激して，プルキンエ細胞の反応を測定しておく．これが平行繊維によるプルキンエ細胞の反応の基準値になる(図6.6)．ここで，登上繊維を電気刺激する(条件刺激)と，その刺激の後では平行繊維に対するプルキンエ細胞の反応が低下したのだ（図6.6)．言い換えると，登上繊維からの情報入力が，平行繊維のシナプス伝達を抑制したのである．

また，最近，海馬のCA1細胞でも，LTDが起こることがわかってきた．「鍵」になるのは，テタヌス刺激の条件だった．LTPを起こすには，高頻度，短時間の刺激が必要だったのを思い出してほしい．この条件を変えて，CA1細胞に低頻度で長時間の刺激（テタヌス刺激）を与えるとLTDが誘導され，LTPのときとはまったく逆に，シナプス伝達が減少することが発見された．このLTDでは，LTPと同じように入力特異性が見られ，LTDを引き起こすメカニズムについても，LTPと同様にNMDA受容体からのCa^{2+}流入が重要であることが明らかになった．それでは，どのようにして，同じCa^{2+}の信号がLTPとLDPという異なった反応を引き起こすのであろうか？　重要なのは，カルシウム濃度の差にあると考えられている．テタヌス刺激が高頻度か低頻度か，その刺激の強弱によってNMDA受容体の「活性化」に差があり，さらには細胞内カルシウム濃度の上昇の度合いに差が生まれ，正反対の反応が起こるのでは？と考えられている．これまでに，LTPでは高い濃度のカルシウム流入によってCaMK IIをはじめとしたプロテインキナーゼがはたらくのに対して，LTDでは低濃度のカルシウムによりプロテインホスファターゼがはたらくとする仮説が考えられている（図6.7)．仮説を支持する分子として，プロテインホスファターゼインヒビター1 (I1)が考えられる．I1はLTPでは「活性化」されてプロテインホスファターゼのはたらきを抑えることを学んだが，LTDが起こるときにはI1は不活性状態であり，AMPA受容体などのシナプスのタンパク質は脱リン酸化される．つまり，脱リン酸化によって，AMPA受容体の能力は低下する．図6.7のモデルの魅

6.5 長期記憶

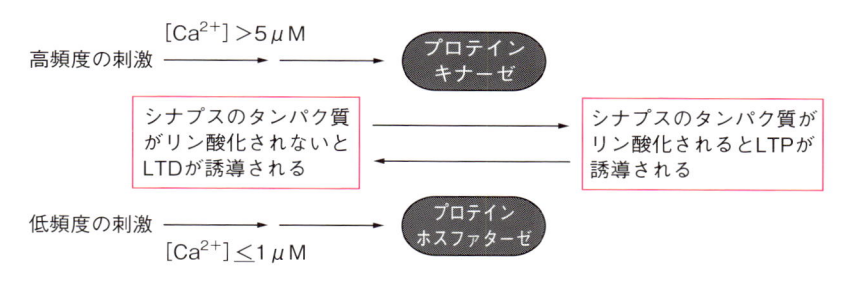

```
高頻度の刺激 ──── [Ca²⁺] >5μM ────→ プロテイン
                                    キナーゼ

         ┌──────────────┐                    ┌──────────────┐
         │シナプスのタンパク質│                    │シナプスのタンパク質が│
         │がリン酸化されないと│ ←──────────→   │リン酸化されるとLTPが│
         │LTDが誘導される  │                    │誘導される        │
         └──────────────┘                    └──────────────┘

低頻度の刺激 ──── [Ca²⁺] ≤1μM ────→ プロテイン
                                    ホスファターゼ
```

図 6.7 海馬の LTP と LTD を説明するモデル
高頻度の刺激は Ca^{2+} 濃度（$[Ca^{2+}]$）の高い上昇を引き起こし，これにより LTP が誘導される．低頻度の刺激は Ca^{2+} 濃度の低い上昇を引き起こし，LTD が誘導される．

力的な所は，同じ構成要素でまったく反対の作用を引き出すところであろう．海馬では，LTP と LTD の 2 つの可塑性が同時に存在して，情報の貯蔵に寄与していることが考えられている．

6.5 長期記憶

最後に，長期にわたる記憶の分子メカニズムについて考えたい．アメフラシのシナプス感度の強化，古典的条件づけ，哺乳類での LTP や LTD は，膜タンパク質の機能修飾で起こると考えられている．それは，アメフラシの感度強化ではカリウムチャネルのリン酸化であり，LTP と LTD では AMPA 受容体のリン酸化であった．しかし，これらが，長期にわたる記憶のメカニズムとして機能すると考えるには問題がある．第一に，リン酸化は永続的な変化ではなく，時間が経つとホスファターゼによって取り除かれてしまう．また，タンパク質自身も永久に存在しない．脳のほとんどのタンパク質は 2 週間に満たない寿命で作り替えられている．つまり，2 週間後の自分が同じことを記憶していたとしても，それに関わる脳内のほとんどのタンパク質（チャネル，プロテインキナーゼなど）は新しく作り替えられたタンパク質なのだ．しかし，このようなタンパク質のリサイクル，つまりタンパク質合成が長期記憶の定着に重要であることは，実験動物を使った実験で古くから知られている．タンパク質合成阻害薬を実験動物の脳に投与すると，マウスの行

■ 6 章　記憶・学習の謎に迫る

動実験において，学習の欠損，記憶の欠如が観察される．分子レベルの実験でも，アメフラシの感度の強化訓練時にタンパク質合成阻害剤を与えると，シナプスの感度強化自体には何も影響を与えないが，長期の記憶は起こらなくなる．また，海馬のLTPでも，テタヌス刺激時にタンパク質合成阻害薬を添加すると，LTPの誘導には影響が無いが，数日から数週間持続するはずのLTPが，数時間で消失してしまう．

　タンパク質の合成には，遺伝子の転写（mRNAの合成）が必要であるが，転写においても，長期記憶に必要とされる分子が同定されている．それは，cAMP応答因子結合タンパク質（CREB，cAMP response element binding protein）である．CREBは，DNA上のcAMP応答配列（CRE，cAMP response element）に結合する．CREBには，2種類あり，CREB-2は結合によりCRE配列の近傍に存在する遺伝子の転写を抑制し，CREB-1はPKA

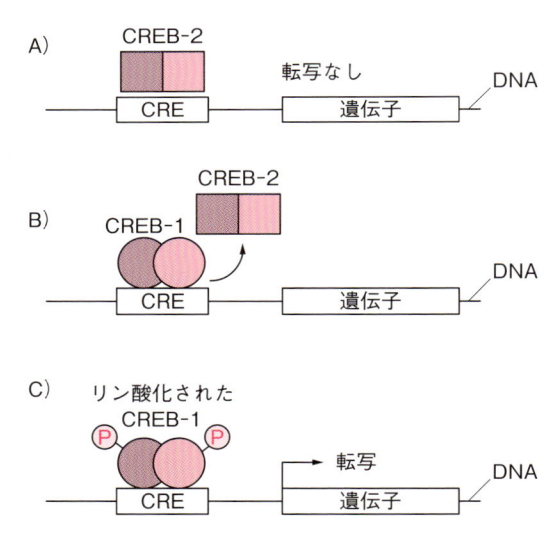

図 6.8　CREBによる遺伝子発現の調節
A：DNA上のcAMP応答配列（CRE）にCREB-2が結合すると，遺伝子の発現は抑制される．B：CREB-1は，CREB-2と置換することができ，C：プロテインキナーゼA（PKA）によってリン酸化されると，転写が引き起こされる．

(プロテインキナーゼ A) でリン酸化されたときのみ，遺伝子の転写を促進する（図 6.8）．長期記憶における CREB の重要性を証明するために，遺伝子工学の手法を使って，CREB-2 を過剰に発現するショウジョウバエが作り出された．このハエでは，記憶（連合記憶）が阻害されることが明らかになった．次に CREB-1 を大量に発現するショウジョウバエを作ったところ，なんと正常なハエではくり返しを必要とする学習が 1 回の試行で学習できたのである．また，アメフラシやマウスでも，CREB を介した cAMP 依存情報伝達が重要であることを示す解析結果が得られている．CREB によって特定の遺伝子の転写が誘導され，mRNA からタンパク質が合成される．長期の記憶に伴い，ニューロンで形成されるシナプスの数が増大することが，アメフラシの実験などで示されているが，このような長期的に継続すると考えられるシナプスの変化が，どのようなタンパク質の合成でもたらされるのか，非常に興味が持たれる．

　以上，アメフラシでの学習モデル，LTP と LTD について，その分子メカニズムに焦点を当て，現時点で明らかになっていることを紹介した．より詳細に知りたい人は，巻末の参考書を参照されたい（Kandel, E. R., *et al*., 1996a, 1996b；Bear, M. F., *et al*., 2007）．

（二井勇人）

コラム10
頭を良くする薬

　薬は，私たちの生活になくてはならないものだが，いろいろな問題も引き起こしている．薬によって集中力が増すとされているものには，グルコースやニコチンがある．甘いものを食べると疲れが取れ元気になるのは，グルコースのおかげである．タバコを吸うとスッと頭がはたらくのは，ニコチンのせいである．コーヒーに含まれているカフェインにも，集中力増強作用がある．

　ところが，記憶力を改善するという目的の薬もすでにヒトに応用されている．その例として有名なものには，もともとはADHD(注意欠陥・多動性障害)の治療薬として知られていたリタリン(メチルフェニデート)があげられる．この薬は，神経末端のドーパミントランスポーターという分子に結合することがわかっており，ドーパミンの機能を変えることによって集中力を増すと考えられている．うつ病の人に用いられて，常習作用が問題になったものである．

　この他にも，アルツハイマー病の治療薬であるアリセプト(ドネペジル)や，昼間でも自然に眠ってしまうナルコレプシーという病気の治療薬であるモダフィニルなどが集中力改善薬として認可されている．問題は，これらの薬は患者に許可されたものであって，正常の人が飲んで効くかどうか，副作用はないか，という点である．

　皆さんの中には，記憶を良くする薬なら認めてもいいが，記憶を悪くする薬は認められない，という人も多いはずである．なぜなら，記憶力を悪くする薬を悪用すると，大事な記憶を消してしまい，自分の思うがままにマインドコントロールできるからである．ところが，このような薬も心的外傷後ストレス障害(PTSD)を治療することができる．しかし，嫌な記憶だけを薬で消し去ることは可能だろうか．関係のない記憶や良い記憶も消えてしまうことがあっては困る．所詮，薬によって頭を良くしようという試み自体がおかしい，と考えるのも当然の話で，今後，議論が盛んになるに違いない．

7章　脳の病気

　本章では，21世紀になって増えつつあり，社会的にも問題となっている脳の疾患について言及する．とくに，社会的に問題となっている精神疾患の研究も分子レベルで行われるようになった．これらの事情と問題点についてまとめる．

7.1　認知症

　2010年の時点での，私たち日本人の人口構成をみると，14歳以下，15〜64歳，65歳以上の割合が，13.4，63.9，22.7％となっている．もうすぐ，4人に1人が65歳を超える．これが2050年には，それぞれ8.6，51.8，39.6％になると推定されている（「人口統計資料集　2007」より引用）．現在は，15〜64歳の生産年齢人口が，約3人で1人の老人を養っている計算になるが，2050年にはほぼ1人で1人の老人を扶養しなければならなくなることを意味している．また別のデータによれば，85歳以上の老人の4人に1人が認知症という．その意味で，認知症の原因の解明と治療は，私たちにとって21世紀の最大の課題となっている．すべての病気の中で，全員にリスクがあるのはこれしかない．

　認知症というのは，温和だった人が急に怒りっぽくなったりする性格の変化や，「ものを盗られた」などと言い出したり，同じ話をする・同じものを買うなどの行動の変化によって発覚する病気で，直接の原因は神経細胞の急激な減少である．認知症には，脳卒中の後遺症，頭部外傷などによるものと，それ以外のものがあるが，後者をアルツハイマー病と呼ぶ．

　アルツハイマー病は，1907年ドイツの神経学者アルツハイマー（Alois Alzheimer）が初めて報告した病気で，50歳台前半に急激に認知症（痴呆）症状を呈した女性の脳に特徴的な病理所見を認めたものである（図7.1）．そ

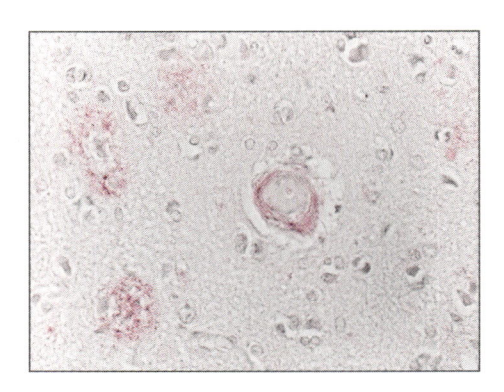

図 7.1 老人斑
しみのように見えるのが抗Aβ抗体で染色した老人斑.

の特徴とは，銀で染色すると神経細胞外に粟粒状の斑点（老人斑，主成分がアミロイドβタンパク質，Aβ）が見られ，その他に神経細胞内にねじれたフィラメント（神経原繊維変化，主成分がリン酸化された微小管結合タンパク質タウ）が認められるのがアルツハイマー病の特徴である．このアルツハイマー病の前段階として軽度認知障害があり，これらは脳の萎縮をともなう．認知症のうち，5％ほどが家族性のものであり，それ以外は長寿にともなう孤発例である．

　老人斑の主成分Aβは，アミロイド前駆体（APP）から切り出される（図7.2）．Aβには，40アミノ酸からなる易溶性Aβ40と42アミノ酸からなる難溶性Aβ42の主に2つの分子種が存在し，Aβ42のまわりに大量にAβ40が蓄積して老人斑を形成する．

　APPはほぼすべての臓器で発現しているが，体内でAβが蓄積しないのは，APP代謝のメイン経路は非アミロイド蓄積経路と呼ばれているものだからである．この切断点はAβの真ん中であるため，Aβは蓄積しない．しかしながらアルツハイマー病の脳では，まず脳に多いβセクレターゼがはたらき，Aβを含む約99残基の膜結合ペプチドをつくる．次に，膜の中でγセクレターゼという別の酵素（本体は，プレセニリン，ニカストリン，Pen2，Aph1という4種類のタンパク質複合体）が作用し，Aβがつくられる．ア

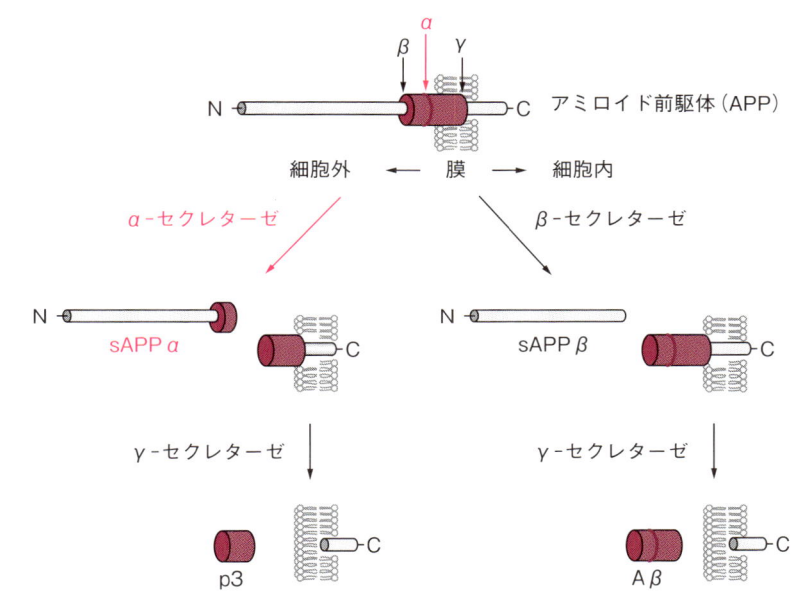

図7.2 前駆体APPからAβの切り出し
βとγセクレターゼがはたらいてAβがつくられる．

ルツハイマー病は非常に長期間かかって脳にアミロイドが蓄積するが，この蓄積経路へ傾くバランスが少し多めにはたらいてAβ産生が高まり，脳にAβが沈着するものと考えられている．また，40～50歳代で発症する若年性アルツハイマー病の原因遺伝子は，現在までに，APP，プレセニリン1，プレセニリン2，の3種類であることが明らかになってきており，これは上のAβ産生経路に関わる「酵素」と「基質」である．

　一方，世の中の大多数を占める長寿にともなう認知症の原因として大きくクローズアップされているのが，アポリポタンパク質E（アポE）の多型である．このタンパク質は，血液中に存在し脂質を輸送する機能をもっている．アポEは299アミノ酸でできており，112番目と158番目のアミノ酸に違いがある．両方ともCysであるのがE2，CysとArgであるのがE3，両方ともArgなのがE4と呼ばれている．大多数のヒトがこの3種類のどれか

表 7.1　アポ E 多型と認知症

アポ E 多型	2/2	2/3	3/3	2/4	3/4	4/4
正常	0.1	7.6	74.5	1.5	15.7	0.6
アルツハイマー	0.4	4.8	48.1	0	37.7	9.1

E4 をもつと脳の外傷や脳卒中からの回復が遅く，ボクシングなどの接触スポーツで後遺症が出ることがある．また，老人で交通事故が多く，80 歳を過ぎると IQ が低い．一方，E2 をもつと，100 歳以上になる確率が増え，80 歳を過ぎると IQ が高い．

をもっており，ヒトの遺伝子型は E2/E2，E2/E3，E3/E3，E2/E4，E3/E4，E4/E4 の 6 通りに分類できる．その中で，E4/E4 が明らかにアルツハイマー病になるリスクが高く，E3/E4 がそれに続くことが明らかになった (表 7.1)．

日本人の E4 の遺伝子頻度は 0.08 と考えられている．この場合，E2 + E3 の頻度は 0.92 であるから，E4 のホモの確率は $0.08^2 = 0.0064$，E4 をヘテロにもつ割合は，$2 \times 0.92 \times 0.08 = 0.147$ で，約 7 人に 1 人と計算される．また，白人では E4 頻度が東洋人に比べて高く，0.13 程度である．オーストラリアにすむアボリジニではこの値が 0.39 となっている．この最後の場合など，E4 のヘテロの割合は $2 \times 0.39 \times 0.61 = 0.476$ となり，約半数に認知症が出現する計算になる．

7.2　感情障害

人間の行動を分子レベルで説明することは難しい．しかし，いろいろな研究から行動にも分子的な基盤があることが明らかになってきた．たとえば，私たちが通常使用している物質の中にも気分や行動を変えるものが見つかってきた．例をあげると，コーヒーやお茶の中に入っているカフェイン，そしてタバコには，目覚めをはっきりさせ集中力を増強するはたらきがある．これらは，前者ではカフェインがアデノシンの代わりにはたらき，後者ではニコチンがアセチルコリンの代わりにはたらいているためであることが明らかになった．また，ケシに含まれるアヘン（オピオイド）には常習作用があり，インド麻（大麻）に含まれるマリファナ（主成分 Δ9-テトラヒドロカンナビノール）には鎮痛・快楽作用があることがわかったが，これらも，アヘンは

コラム 11
老化は遺伝子のエラー

 なぜ年をとるといろいろな不具合が起こるのだろうか．反復横とび，持久力などもなくなり，そしてなによりも早くできなくなるのが閉眼片足立ちである．その他にも，聴力，視力も衰える．

 老化で何が起こるか，はっきり示す実験が行われた．一般的に，老化した細胞と若い細胞を人工的に融合させると，分裂能力が極端に低下する．この結果は，老化した細胞の中には若い細胞の分裂を抑制する物質が存在することを意味している．この物質は，何だろうか．

 その答は活性酸素である．

 細胞が老化すると，細胞の中にいろいろなエラーが蓄積する．複製のエラーやいろいろなエネルギー反応の副産物である活性酸素がDNAを直撃し，正常な細胞機能が障害される．一方，細胞分裂が進むと活性酸素によってタンパク質や脂質が酸化されたり，糖がいろいろなところに結合したりする．これも正常な細胞機能の妨げになる．

 一方，早老症で有名なウエルナー症候群という病気がある．10歳ほどで，まるで60歳のような相貌になる．ウエルナー症候群の責任遺伝子は，DNAヘリカーゼという酵素であった．この酵素は，DNAが転写されるときにDNAの二本鎖をひきはがし転写を容易にするはたらきがある．ウエルナー症候群ではこの機能に欠陥があり，DNAの読みとりがおかしくなって，エラーが大幅に起こるのである．これは極端な例なのであるが，一般の老化にも似たような機構が存在する可能性がある．そのために，老化を防ぐ方策として酸化ストレスを除くことが提唱されている．たとえば，ビタミンEなどのラジカルスカベンジャー（活性酸素を取り除く物質）の摂取などである．

脳内にあるエンドルフィンの代わりに，マリファナは 2-アラキドノイルグリセロール（2-AG）の代わりにはたらいていることが明らかになっている（図 5.8 参照）．

7.2.1 うつ病とモノアミン仮説

それでは気分や情動などのヒトの複雑な行動を分子レベルで説明できるだろうか．これらは歴史的に，薬剤を用いた研究で明らかになってきた．1950 年代半ばのことである．抗菌剤として開発された結核の薬イプロニアジドをヒトに投与すると，結核患者の気分が一変して明るくなり，食欲が増し，エネルギッシュになることが観察された．この薬はすでに医薬品として開発されていたため，すぐに臨床試験を行ったところ，気分の落ち込みに効果があることがわかり，うつ病にも効くことがわかった．イプロニアジドの標的は，脳内にあるセロトニン，ドーパミン，ノルアドレナリンなどモノアミンと呼ばれる一連の物質を代謝するモノアミン酸化酵素（MAO）で，これを阻害することで効果が現れたのであった．すなわち，うつ状態というのは，脳内でモノアミンが足りないことであり，モノアミンの分解を阻害して効果を長引かせればうつ病が治るのではないか，というモノアミン仮説が登場したのであった．もう 1 つ 1950 年代に興味深い薬の効果が発表された．統合失調症の薬として有名なクロルプロマジンに似た構造をもつ薬として開発されたイミプラミンに強い抗うつ作用があることが発見された．神経の伝達は，神経末端から伝達物質が分泌されることで始まるのだが，この分泌された物質の一部はリサイクルされる．その再吸収の取り込み口をトランスポーターと呼び（図 5.4 参照），シナプス前膜に存在するが，イミプラミンはこのモノアミントランスポーターを阻害することがわかったのである．このモノアミンの再取り込みが阻害されれば，シナプス間隙のモノアミン量が増えると考えられる．これらの事実から，うつというのはモノアミン神経伝達に異常がある状態ではないかと考えられるに至った．

7.2.2 セロトニンとノルアドレナリン

そこで，シナプス間隙のセロトニン濃度を特異的に上昇させる薬がスクリーニングされ，プロザックが見つかった．これは，セロトニントランスポー

ターを阻害することによってセロトニンの再吸収を抑えるもので，SSRI（選択的セロトニン再吸収阻害薬）と呼ばれている．このSSRIの効果には，急性のモノアミン濃度上昇の他に，転写や翻訳をともなう長期の効果も考慮に入れなければならない．すなわち，SSRIは数週間飲み続けないと効果が現れないことが多いが，これは後者によるものと考えられている．たとえば，SSRIの長期投与によってCREB（cAMP応答配列結合タンパク質）と呼ばれる転写因子が活性化されることが知られている．これによって下流にあるセロトニン受容体などのGタンパク質共役型受容体の活性化が海馬で起こり，効果が現れると考えられている．この他に，ノルアドレナリンの再吸収を抑えるSNRI（選択的ノルアドレナリン再吸収阻害薬）もうつの治療に用いられている．

7.2.3 BDNF

うつ病になると神経成長因子の低下が報告されている．中でも脳由来神経成長因子（BDNF）は辺縁系に多く発現しており，ストレスによって海馬でのシグナルの減少が明らかになっている．同様に，うつ病患者の剖検脳でも海馬での発現低下が認められている．しかしながら相反するデータも報告されており，BDNF説はまだ完全には認められるには至っていない．

7.3 パーキンソン病

パーキンソン病は，1817年にパーキンソン（James Parkinson）によって初めて報告された病気で，体の硬直と震え，歩行障害が特徴で，徐々に運動機能が損なわれて緩徐になるものである．原因は中脳黒質にあるドーパミン神経が死滅・消失するためであり，ドーパミンの前駆物質であるL-DOPAによって治療可能な病気である（図7.3）．原因はいまだ明らかにはなっていないが，遺伝性の物は少なく，動物実験により，ロテノンなどの殺虫剤やMPTP(1-methyl-4-phenyl-1,2,3,6-tetrahydropyridine)という薬物摂取によって似た症状が出ることも報告されており，環境要因によるものである可能性も捨て切れていない．

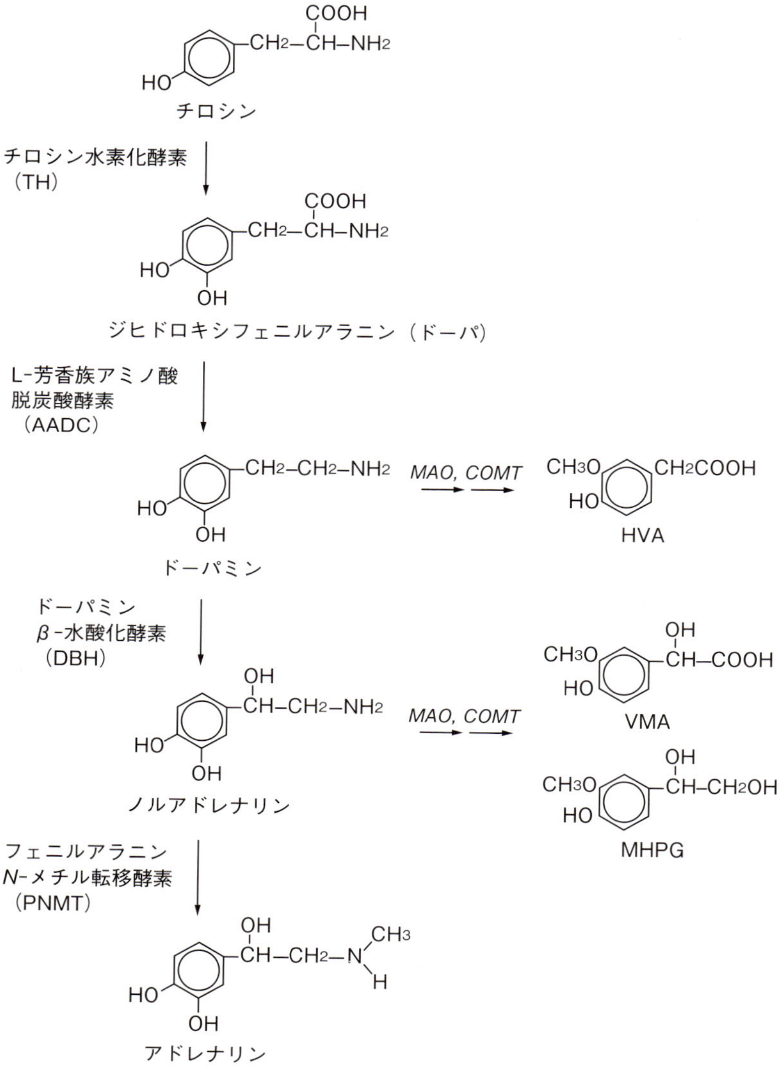

■7章 脳の病気

チロシン

↓ チロシン水素化酵素（TH）

ジヒドロキシフェニルアラニン（ドーパ）

↓ L-芳香族アミノ酸脱炭酸酵素（AADC）

ドーパミン —— MAO, COMT → HVA

↓ ドーパミンβ-水酸化酵素（DBH）

ノルアドレナリン —— MAO, COMT → VMA, MHPG

↓ フェニルアラニンN-メチル転移酵素（PNMT）

アドレナリン

図7.3 モノアミン代謝
ここではドーパミン代謝経路を示す．

7.3.1 パーキンソン病のメカニズム

パーキンソン病に特徴的な病理像としては，残った神経細胞の中にレビー（Lewy）小体と呼ばれる沈着物が見られることである．その本体は，αシヌクレインと呼ばれるタンパク質である．一般に，家族歴がある遺伝性のものが全体の約 10～15％を占めており，責任遺伝子も 10 種類近くが明らかになっているが，残念ながら孤発性の原因の多くはわかっていない．家族性と孤発例の違いは，後者の方の発病が少し早い程度で，症状自体はほとんど変わらない．最近の研究では，パーキンソン病治療のために移植した胎児脳の移植部分にもレビー小体が認められ（移植後 11～16 年），宿主のαシヌクレインが移植部分に移行してきた可能性も指摘されている．

7.3.2 責任遺伝子

最初に見つかったパーキンソン病責任遺伝子 *PARK1* は，レビー小体に見つかったタンパク質αシヌクレインであった（表 7.2）．変異はすべてミスセンス変異で，αシヌクレインの凝集性の上昇が原因と考えられている．また，*PARK4* もαシヌクレインの遺伝子重複であることがわかり，αシヌクレイン沈着が症状の発現に関わることが強く示唆された．また，αシヌクレイン遺伝子が三重複する家系の方が二重複の家系よりも発病が早いこともわかった．

表 7.2 遺伝性パーキンソン病遺伝子

略称	遺伝子
PARK1	αシヌクレイン
PARK2	パーキン
PARK3	?
PARK4	αシヌクレインの重複
PARK5	ユビキチン末端水解酵素
PARK6	PINK1
PARK7	DJ-1
PARK8	LRRK2
PARK9	ATP13A2
PARK13	HtrA1 セリンペプチダーゼ 2

このように，正常なタンパク質の量が少しでも多いことが発病のリスクになることは，アルツハイマー病の APP（アミロイド前駆体タンパク質）でも報告されている．すなわち，沈着性のタンパク質が病気の原因になる場合には，量が多いほどリスクが高いと考えられる．パーキンソン病での遺伝子三重複患者は，血液中の α シヌクレインレベルも上昇している．

実際に α シヌクレインが生体内でどのようなはたらきをしているかについては明らかではなく，ノックアウトマウスにもとりたてて重篤な症状は認められていない．そのため，α シヌクレイン変異に限っては機能喪失による異常ではなく，機能獲得による優性変異と考えられる．

一方，日本の家系で初めて見つかった *PARK8* は，LRRK2 キナーゼの変異であった．この家系は，50 歳台に発病するものの L-ドーパに良く応答し，しかもレビー小体が見られないという特徴がある．しかも，優性の家族性パーキンソン病で一番多い．もしキナーゼ活性の上昇が病状に相関していると仮定すると，キナーゼ阻害剤が治療薬になる可能性がある．また，孤発例にも LRRK2 変異が見られるので，パーキンソン病の標的として一番注目されている．この他にも優性変異として，ユビキチン C 末端水解酵素（*PARK5*）の報告があるが例数は少ない．一方で，若年性のものも散見され，それぞれ責任遺伝子としてユビキチンリガーゼ活性をもつパーキン（*PARK2*），PINK-1（*PARK6*），DJ-1（*PARK7*）が同定された．PINK-1 と DJ-1 はミトコンドリアの機能に関係があり，変異があるとミトコンドリアに障害を与えることが知られている．

7.3.3 パーキンソン病の発症機構

なぜ，いろいろな遺伝子変異が表現型として同じ症状を導くのだろうか．孤発例では環境物質が，遺伝性では遺伝子変異がミトコンドリアを介して酸化ストレスを引き起こし，LRRK2 のキナーゼ活性が関与して α シヌクレインの凝集・沈着を導くことが考えられる．もう 1 つは，酸化ストレス依存性のパーキン活性の低下である．これらによって α シヌクレイン沈着が促進し，結果的にドーパミン神経が死ぬと言われている．

> **コラム12**
> **パーキンソン病の前兆？**
>
> 　興味深いことに，レム（REM）睡眠行動障害という症状がパーキンソン病の前兆ではないかといわれている．これは，男の人に多い症状で，レム睡眠（熟睡ではなく，夢を見ている状態．REM は Rapid eye movement の略で，ノンレム睡眠の前後に見られ，まぶたを開けると眼球が動いている）状態に入っているときに，夢に反応して手足を激しく動かしたりするものである．50歳以上の熟年になって突然症状が現れるが，この REM 睡眠行動障害の人がパーキンソン病に移行する確率が高いと報告されている．これは，脳内にレビー小体ができ始めることが REM 睡眠行動障害に関係があるのではないかと考えられている．今後の検討が待たれる．

7.4　プリオン病

　海綿状の変性像が認められる疾患をプリオン病という．これが最初に話題になったのは狂牛病または牛海綿状脳症（BSE）の出現であった．最初に英国で BSE 発症が報告されたのは1986年で，原因は牛の餌として同じような病気にかかった羊（この羊の病気をスクレイピーという）の臓物や肉骨粉を十分な熱処理をしないまま与えたことであった．1988年になって牛の餌から羊の成分を除去することが決まったが，その数年後の1992年に BSE は最盛期を迎えた．このことより，海綿状脳症はすぐ発病するのではなく，5～6年の潜伏期間の後に発病すると考えられた．日本での BSE は2001年に初めて報告され，2010年までに40数頭の報告がある．また米国でも2003年に最初の例が報告された．現在のところ，発病した牛の99.97％が30か月以上であることがわかっている．同じような病気は，羊，山羊，鹿，ミンク，

■ 7章　脳の病気

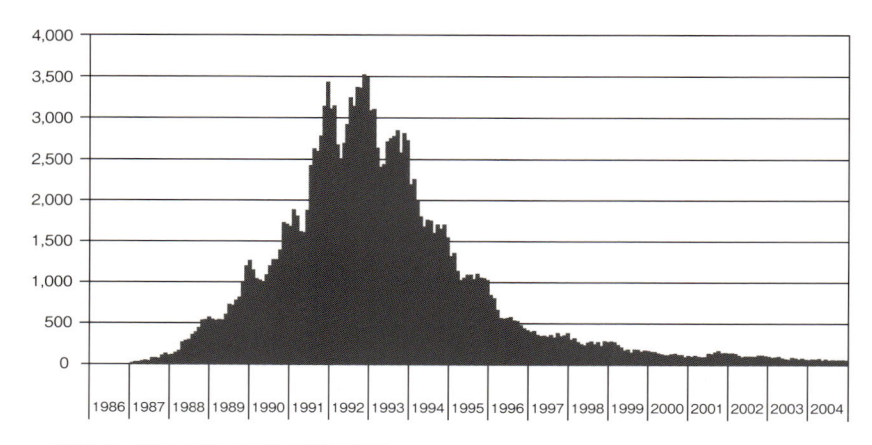

図 7.4　英国 BSE の年次別発生頭数
英国（Department for Environment Food and Rural Affairs, DEFRA）の統計による．

猫など多くの哺乳動物で報告され，糞食でもうつると報告されている．

　ヒトにおける海綿状脳症の最初の報告は，ニューギニア高地に住むフォア族の間で発症を見たクールーと呼ばれる病気である．クールーは失調症状から認知症に進行する病気で，現在まで 2500 例以上の報告がある．これは同部族の間で，死者を敬うために脳を食べるという習慣があったせいである．1958 年に食人禁止令が出て以降，この病気は激減し，1970 年にはほぼゼロになった．このことから，クールーの潜伏期間（人から人への感染）は 10 年以上であることがわかる．また，クールーで死んだ人の脳をすりつぶしてマウスの脳内に注射するとマウスは発病するため，伝播する病気であることがわかった．

　これとよく似た症状を示す病気がクロイツフェルト・ヤコブ病（CJD）である．この病気では最初に認知症となり，そのあとに運動失調が認められる．CJD は一般に 60 歳以上で発病するが，その割合は百万人に 1 人である．もちろん CJD もうつる病気で，死後の脳をすりつぶしてマウスに接種すると，マウスも CJD 様症状をあらわす．この他に，硬膜移植や角膜移植，人から抽出した成長ホルモン注射によってうつる「医原性 CJD」も報告されている．

　ところが，1996 年にこの老人にしか見られなかった CJD という病気が 20

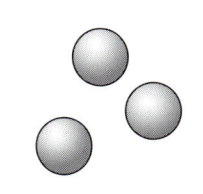

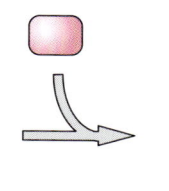

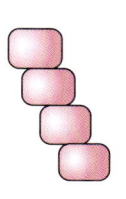

図7.5 感染型プリオンへの変換
正常型プリオンタンパク質に感染型が接触すると，すべて感染型に変わる．これはタンパク質のコンフォメーションが変わるためである．遺伝子変異を持つプリオンタンパク質は，自然発生的にコンフォメーションが感染型になると考えられている．

歳代の人たちでみつかり，新型CJD（vCJD）と名づけられた．このvCJD患者数（2010年初頭までで200人ちょっと，そのほとんどが英国）は2001年にピークを迎え，その後だんだん低下している．確たる証拠はないが，vCJDはBSEから食事によって伝播したのではないかと推測されている．

伝播の本体は，プリオンと名づけられた単一の膜タンパク質であることが，クロマトグラフィーを用いた分画とマウスへの接種で明らかになった．ヒトは正常のプリオンタンパク質PrPcをもっているが，これに感染型プリオンPrPscが接触すると，正常型が感染型に変えられる，というのがプルシナーの提唱したプリオン仮説である．正常型も感染型も，アミノ酸の一次構造はまったく同一なのだが，コンフォメーションだけが違うと考えられている．なぜなら，強力なタンパク分解酵素であるプロテイナーゼK処理（37℃，1時間）を行うと，正常型は完全に消化されるのに対し，感染型では完全に消化されないで断片が残る．この方法は簡便なので，現在，BSEの検査の1つはこの方法で行われている．

CJDはうつる病気であるとともに，遺伝性のものもある（全体の10～15％）．実はプリオンタンパク質それ自体に遺伝子変異がある家系が見つかり，その変異をもつ人たちはCJDを自然発症してしまう．このことは，人工的にヒトと同じ個所を遺伝子改変したネズミも自然発症することから証明された．そうなるとなぜ遺伝子変異をもっていない人が感染するのかという

■ 7章　脳の病気

正常プリオンタンパク質　　　　感染型プリオンタンパク質

消化される　　　　　　　　　　　残る

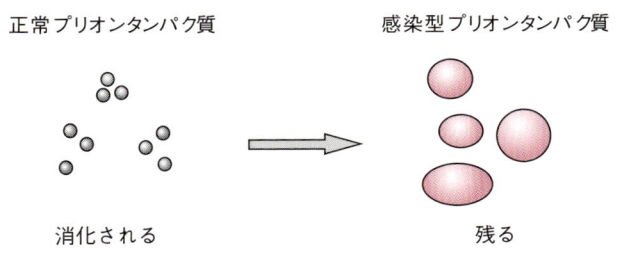

図 7.6　感染型プリオンタンパク質の検出
タンパク質分解（プロテイナーゼ K 酵素処理）を行うと，正常型は分解されてしまうが，感染型は分解されずに残る．これを用いて，1，2日で感染型プリオンを検出することができる．

疑問が出てくる．多分，プリオンは特別の素因遺伝子をもつ人だけに感染するのではないか，というのが現在の考え方である．しかし，その特別の素因遺伝子は見つかっていない．

7.5　トリプレットリピート病

　私たちヒトゲノムの約半分が，一見無意味なくり返し配列から成り立っている．その1つは，LINE（long interspersed nuclear element）と呼ばれる6～8kbのくり返しで，ゲノムの21％を占める．また，数百塩基のくり返しである SINE（short interspersed nuclear element）は全体の13％を占め，それぞれ百万コピー近くが存在する．これらは進化上，コピーとペーストをくり返して増えてきたレトロポゾンと呼ばれるエレメントと考えられている．この他にも，ゲノムには数十塩基くり返しの VNTR（variable number of tandem repeat），個人識別に用いられる超可変ミニサテライト，数塩基のくり返しのマイクロサテライト，そして TTAGGG のくり返しであるテロメアなど，いろいろなくり返し配列があるのが特徴である．

7.5.1　トリプレットリピート病とは
　その中で注目を集めているのが3塩基のくり返しでつくられるポリアミノ酸病である．3つの塩基が1つのアミノ酸をコードすることから，3塩基くり返し部分が伸長すると同一アミノ酸が伸びてタンパク質に機能異常が生

7.5 トリプレットリピート病

じ，病気を引き起こすことがある．その代表例がハンチントン病で，グルタミンというアミノ酸が伸びで病気になる．この病気は，40歳前後に性格異常や手の震えで発病し，数年後には認知症の症状を呈する疾患である．特徴は全身に及ぶ不随運動で，ハンチントン舞踏病とも呼ばれていた．日本でも患者が5百人を超えている．この病気の原因は，ハンチンチンと名づけられた3000アミノ酸を超える大きな遺伝子の第1エキソン内にあるCAGトリプレットの伸長であった．CAGが伸びると，これにコードされるグルタミンというアミノ酸が伸長してタンパク質の機能に影響を与える．この発見の後，いくつもの疾患でトリプレットリピートの伸長とそれにともなうアミノ酸伸長が報告され，新しい疾患単位として「トリプレットリピート病」と命名された．

とくに，翻訳領域にあるトリプレットの伸長は同一アミノ酸（ホモポリア

表 7.3　アミノ酸ホモポリマーの伸長による疾患

神経伝達物質	受容体
グルタミン	ハンチントン舞踏病（HD）
	歯状核赤核淡蒼球ルイ体萎縮症（DRPLA）
	球脊髄性筋萎縮症（SBMA）
	脊髄小脳失調症（SCA）1, 2, 6, 7, 17型
	マシャド・ジョセフ病（MJD）
アラニン	眼咽頭型筋ジストロフィー（OPMD）
	X染色体連鎖性精神遅滞・てんかん
	X染色体連鎖性精神遅滞・成長ホルモン欠損
	先天性中心性低換気症候群（CCHS）
	鎖骨頭蓋形成異常症（CCD）
	合多指症（SPD）
	手足性器症候群（HFGS）
	瞼裂縮小・下垂・内眼角贅皮2型（type2BPES）
	全前脳症（HPE）
アラニン or ロイシン（5-HT）	ハンチントン病様2（HDL2）
アスパラギン酸	仮性軟骨発育不全症候群（PSACH）
	多発性骨端形成不全症（MED）

ミノ酸）の伸長をもたらすため，「ポリアミノ酸病」とも言われている．現在までに，グルタミンとアラニンが伸びると病気になるものが数多く報告されている．この他に，非翻訳領域のトリプレットが伸長する筋強直性ジストロフィーのような病気もあるが，これは発症機構がまったく異なる．これらすべてのトリプレットリピート病では，一般に，親よりも子ども，子どもよりも孫の方が発症も早く，症状も重い（表現促進現象），という奇妙な遺伝形式が認められる．その原因は，世代が経るごとにトリプレットが発生の早い段階で伸びるためと考えられる．

7.5.2　ポリアミノ酸病

ポリアミノ酸病も，リピートを構成するアミノ酸の違いや，遺伝子中におけるリピートの位置などで様々なサブタイプに分けられる．また，その病気が優性遺伝か劣性遺伝かを含め，その病気のもつリピートの種類やタンパク質の中での位置が，発病の様相を決めている．現在知られているポリアミノ酸病の中では，アミノ酸を翻訳する領域に CAG（グルタミン）リピートがあるものが圧倒的に多い．これらの病気では，ポリグルタミンがタンパク質の一部として翻訳されるため，いわゆる変異タンパク質の発現によって細胞死が起こり，結果的に病気になる．実際にこれらポリグルタミン病が優性の形式で発症するため，伸長したポリグルタミンが新たな細胞機能を獲得し，生体内で悪影響を及ぼすという gain-of-function の考え方が支持されている．ポリグルタミン病にまったく縁もゆかりもない HPRT という遺伝子にポリグルタミンを人工的につなぎ，マウスに強制発現させたところ，神経変性の表現型があらわれたことから，ポリグルタミン病には共通の発症機構が存在している可能性があると考えられている．

よく研究の進んだハンチントン病では，正常対照ではグルタミンのくり返し数が 6〜35 であるのに対し，患者では 36〜250 であることが知られている．この伸長したポリグルタミンを含むハンチンチンは細胞内で凝集体を形成し，他の転写因子を凝集体に巻き込むことで，遺伝子発現機構に重大な影響を及ぼす．

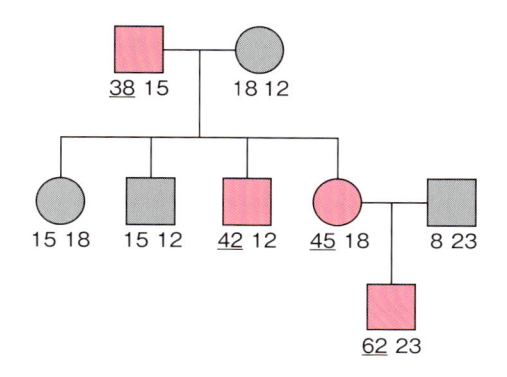

図7.7　ハンチントン病の家系の例
数字はグルタミンリピートの数（下線は伸びたもの）．
親よりも子，子よりも孫の方がリピートが伸び，症状が
重い（発病も早い）．これを表現促進現象という．

7.5.3　ホモポリアミノ酸と細胞死

この凝集体形成と細胞死の関係を明らかにするため，20種類のホモポリアミノ酸を黄色蛍光タンパク質 (YFP) に融合して動物細胞で発現させ，細胞がどうなるかを調べた研究がある．その結果，アミノ酸の種類ごとにポリアミノ酸の特異的な細胞内局在が観察された．たとえば，ポリアルギニンは核内に移行し，ポリロイシンは核に近い部分で凝集体を形づくり，ポリセリンは細胞質に一様に分布する．このときの細胞毒性を測定したところ，疎水性が高いアミノ酸ほど強く凝集し，強い毒性が見られた．これらのことから，アミノ酸の種類によって局在が変わること，凝集を引き起こす長さに差があること，その差は疎水度によるということ，また凝集体の形成と細胞毒性には強い関連があることなどが明らかとなった．

現在までに，不溶性タンパク質の沈着による様々な疾患（アミロイドが沈着するアルツハイマー病など）が知られている．種々の研究によって，タンパク質の疎水性の増加がタンパク質の凝集体形成を引き起こすことや，不溶性タンパク質の凝集自体が細胞に毒性をもつことが示唆された．また，様々なタンパク質に数多く存在するホモポリアミノ酸領域は，アミノ酸の種類によってその存在頻度が異なることがわかった．調べてみると，高い細胞毒性

■7章　脳の病気

を示した疎水性ホモポリアミノ酸を含むタンパク質が，ヒトゲノム中に少ないことがわかった．これは，ホモポリマーとなったときの細胞毒性が高いタンパク質は進化上淘汰され，進化の過程において長いホモポリアミノ酸領域をもつタンパク質は保存されてこなかったらしい（Oma, Y. *et al*., 2004）．

7.5.4　治療の可能性

現在までに，ポリグルタミン病に関しては，凝集形成を抑える薬剤の検討が進んでおり，ハンチントン病のモデルマウスではアゾ色素の一種であるコンゴーレッドによって毒性の高いオリゴマー形成を抑えたとの報告がある．また，二糖類，とくにトレハロースが凝集形成および細胞毒性の抑制効果があるとも報告されている．

（石浦章一）

あとがき

　実は 3 人の著者は，専門は違うが，一時同じ研究室で研究していた同僚である．石浦は認知症，笹川はトリプレットリピート病，二井は酵母の分子生物学が専門だが，三人は脳と心の分子生物学に興味を持っており，線虫を使ったトリプレットリピート病モデルの作製や，酵母を用いたアルツハイマー病 γ セクレターゼ再構成などの研究を行っていた．

　同時に私たちは生命科学教育にも関心があり，どのようにして難解な脳科学を大学生に講義するかという点についても試行錯誤を繰り返していた．東京大学では，生命科学構造化センターという組織において大学生の生命科学履修教材を作っており，石浦がセンター長だったときに教科書，IT 自習教材，生命科学データベース，英語教材などを公表してどこからでもアクセスできるようにしたが（http://www.csls.c.u-tokyo.ac.jp/），脳神経科学関連の入門教材がなく，この分野だけが遅れを取っていた．そこで三人で協議し，分担して新しい教材を作ることを思いついたのである．生命科学構造化センターは，現在は教養教育高度化機構・生命科学高度化部門に改組したが，本書の成立に当たっても，この部門の協力を得た．

　本書は，高校生の生物知識と一般常識を基礎として，誰にでも読める脳科学の教科書を目指したもので，特にコラムには文系の方や特段の生命科学の知識がない方にも，リラックスして読める最新知識をちりばめた．実際には心の問題は，そう簡単に 1 つの分子の構造や化学反応で割り切れるものではないが，遺伝子変異やモデル動物の行動を通して，環境や学習では説明できない確実な事実もあることを本書から読み取っていただければ幸いである．

　私たちは，本書の執筆に際しては，まず自分が楽しむことのできる教科書を書こうと決めた．それがどの程度完成したかは読者の皆様の判断を仰ぐしかない．最後に編集部の野田昌宏さんには，全体の流れから内容に至るまで，いろいろご助力をいただいた．この場を借りて感謝したい．

参考文献・引用文献

Alberts, B., *et al.* (2008) "Molecular Biology of the Cell" 5th edition. Garland Science.

Bear, M. F., Connors, B. W., Paradiso, M. A.（加藤宏司ら監訳）(2007)『カラー版 ベアー コノーズ パラディーソ 神経科学－脳の探求－』西村書店.

Bourin, M., *et al.* (2007) Fundamental & Clinical Pharmacology, **21**: 567-574.

Hawass, Z., *et al.* (2010) JAMA, **303**: 638-647.

Kandel, E. R., *et al.* (1995) "Essentials of Neural Science and Behavior" Appleton & Lange.

Kandel, E. R., Schwartz, J. H., Jessell, T. M. (1996a) "Essentials of Neural Science and Behavior" Appleton & Lange.

Kandel, E. R., Schwartz, J. H., Jessell, T. M. (1996b) "Principals of Neural Science" 4th Edition, Appleton & Lange.

小出 剛 編（2009）『マウス実験の基礎知識』オーム社.

Morris, R. G. M., *et al.* (1982) Nature, **297**: 681-683.

中山広樹・西方敬人（1995a）『バイオ実験イラストレイテッド〈1〉分子生物学実験の基礎』秀潤社.

中山広樹・西方敬人（1995b）『バイオ実験イラストレイテッド〈2〉遺伝子解析の基礎』秀潤社.

Oma, Y., *et al.* (2004) J. Biol. Chem., **279**: 21217-21222.

Sambrook, J., Russell, D.W. (2001) "Molecular Cloning: A Laboratory Manual" Cold Spring Harbor Laboratory.

Sasaki, E., *et al.* (2009) Nature, **459**: 523-528.

竹縄忠臣 編（2003）『タンパク質がわかる』羊土社.

東京大学生命科学教科書編集委員会編（2009）『生命科学』羊土社.

Vassilopoulos, S., *et al.* (2009) Science, **324**: 1192-1196.

索　引

記号

α シヌクレイン 99
Δ9-テトラヒドロカンナビノール 94

数字

1-methyl-4-phenyl-1,2,3,6-tetrahydropyridine 97
2-AG 96
2-アラキドノイルグリセロール 69, 96
2AG 69

アルファベット

Ach 15
AMPA（α-amino-3-hydroxy-5-methyl-4-isoxazolepropionic）受容体 81
APP 92
Aβ 92
BDNF 97
BSE 101
Ca^{2+} 依存 K^+ チャネル 23
CaMKⅡ 82
cAMP response element binding protein 88
cAMP 応答因子結合タンパク質 88
COPⅡコートタンパク質 21
CREB 88
Dicer 27
DNA 31
fMRI 4
$GABA_A$ 受容体 15
G タンパク質 67
G タンパク質共役型受容体 15
long-term depression 85
long-term potentiation 78
LTD 85
LTP 78
MAO 96
miRNA 27
MPTP 97
NMD 23
NMDA（N-methyl-D-aspartate）受容体 81
PCR 34
PET 6
RNAi 27
sensitization 76
SNRI 97
SSRI 97
Taq ポリメラーゼ 36
VNTR 104
X 線 CT 6
Y 迷路 54

あ

アゴニスト 67
アセチルコリン受容体 15, 68
アトロピン 68
アニーリング 35
アポ E 93
アポリポタンパク質 E 93
アミノ酸 9
アミロイド β タンパク質 92
アミロイド前駆体 92
アルツハイマー病 91
アンタゴニスト 67

い

イオンチャネル 12
一次構造 9
遺伝子組換え 39
イプロニアジド 96
イミプラミン 96

う

ウェルニッケ野 3
うつ病 96

え，お

延髄 2
オープンフィールド 51, 56
親子鑑定 38

か

海馬 1, 79
活動電位 64
カルシウムポンプ 14
感度の強化 76
カンナビノイド受容体 CB1 69
間脳 1

き

キネシン 22

機能的核磁気共鳴イメージング 4
逆行性輸送 22
キャップ 22
牛海綿状脳症 101
橋 2
狂牛病 101
強制水泳試験 51
ギルバート 32
近交系 49

く
クラーレ 68
グリア細胞 4
グリシン受容体 15
グリップテスト 56
グルタミン酸受容体 15
クロイツフェルト・ヤコブ病 102
クローニング 39

こ
高架式十字迷路 49
古典的条件づけ 75
コドン表 17
コモンマーモセット 48

さ
サンガー 32
三次構造 9
三量体タンパク質 70

し
軸索 4
自己受容体 68
次世代シーケンサー 32
シナプス小胞 15

受動回避 54
順行性輸送 22
条件刺激 76
小脳 1
神経細胞 3
神経伝達物質 3, 15, 66

す
スクレイピー 101
スプライシング 19
スプライソソーム 23

せ
静止電位 63
セクレターゼ 92
セロトニントランスポーター 70
線条体 1, 6
選択的スプライシング 23, 26
セントラルドグマ 17

た
代謝型受容体 16
ダイニン 22
大脳基底核 1
大脳白質 1
大脳皮質 1
脱分極 63
タンパク質 9
タンパク質の輸送 20

ち
中枢神経系 1
中脳 1
長期増強 78
長期抑制 85

て
デオキシリボ核酸 31
テトロドトキシン 64

と
統計処理 58
動物実験の3R 61
ドーパミンD4受容体 73
ドーパミントランスポーター 70
トランスジェニックマウス 43
トランスローコン 20
トリプレットリピート病 104

な
ナトリウム-カリウムポンプ 14
慣れ 75
ナンセンスmRNA 25

に
ニコチン 68
二次構造 9
二次メッセンジャー 16
認知症 91

の
脳血液関門 4
脳磁図 7
脳地図 2
脳由来神経成長因子 97
ノックアウトマウス 43

は, ひ
パーキンソン病 97

八方向放射十字迷路 53
光トポグラフィー 6

ふ

不応期 65
フォールディング 20
プライマー 37
プリオン病 101
ブローカ野 3
ブロードマン 2
分子シャペロン 20

ほ

ポジトロン（陽電子）断層撮影 6
ポリアミノ酸病 106
ポリメラーゼ連鎖反応 34
ポンプ 14

ま

マイクロ RNA 27
マイクロサテライト 104
マウス 47
末梢神経 1
マリファナ 94

み，む

ミニサテライト 104
無条件刺激 76
ムスカリン 68

め，も

明暗試験 50
モータータンパク質 22
モデル生物 46
モノアミン酸化酵素 96

モリスの水迷路 52

よ

四次構造 9

ら，り

ラット 47
リガンド 67

れ

レビー（Lewy）小体 99
レム（REM）睡眠行動障害 101

ろ

老人斑 92
ロータロッド 55

著者略歴

石浦章一（いしうらしょういち） 1950年 石川県出身．東京大学教養学部基礎科学科卒業，東京大学理学系大学院相関理化学博士課程修了（理博）．国立精神・神経センター神経研究所室長，東京大学分子細胞生物学研究所助教授を経て，1998年より東京大学大学院総合文化研究科教授．

笹川　昇（ささがわのぼる） 1969年 埼玉県出身．東京大学農学部農芸化学科卒業，東京大学大学院農学生命科学研究科応用生命工学専攻博士課程修了，博士（農学）．東京大学大学院総合文化研究科助手，同特任助教授，同特任准教授を経て，2010年より東海大学工学部生命化学科准教授．

二井勇人（ふたいゆうじん） 1974年 大阪府出身．東京大学農学部農芸化学科卒業，東京大学大学院農学生命科学研究科応用生命工学専攻博士課程修了，博士（農学）．カリフォルニア大学バークレー校研究員，東京大学大学院総合文化研究科助教を経て，2010年より東北大学大学院農学研究科准教授．

新・生命科学シリーズ　脳 ―分子・遺伝子・生理―

2011年9月20日　第1版1刷発行

著作者	石浦章一
	笹川　昇
	二井勇人
発行者	吉野和浩
発行所	東京都千代田区四番町8番地 電話　03-3262-9166（代） 郵便番号 102-0081 株式会社　裳華房
印刷所	株式会社　真興社
製本所	牧製本印刷株式会社

検印省略

定価はカバーに表示してあります．

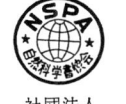

社団法人　自然科学書協会会員

JCOPY　〈(社)出版者著作権管理機構 委託出版物〉

本書の無断複写は著作権法上での例外を除き禁じられています．複写される場合は，そのつど事前に，(社)出版者著作権管理機構（電話03-3513-6969，FAX 03-3513-6979，e-mail: info@jcopy.or.jp）の許諾を得てください．

ISBN 978-4-7853-5850-1

© 石浦章一，笹川　昇，二井勇人，2011　Printed in Japan

☆ 新・生命科学シリーズ ☆
（刊行予定一覧）

- 動物の系統分類と進化 ★
- 植物の系統と進化
- ゲノムと進化
- エピジェネティクス
- 動物の発生と分化 ★
- 発生遺伝学
  －ショウジョウバエ・ゼブラフィッシュ－
- 動物の形態 －進化と発生－ ★
- 植物の成長 ★
- 光合成
- 動物の性 ★
- 植物の性
- 神経生理学
- 脳 －分子・遺伝子・生理－ ★
- 動物行動の分子生物学
- 動物の生態
- 植物の生態
- 古生物学と進化
- 遺伝子操作の基礎原理

★は既刊，タイトルは変更する場合があります

バイオディバーシティ・シリーズ

1 生物の種多様性	岩槻邦男・馬渡峻輔 編	定価 4725 円
2 植物の多様性と系統	加藤雅啓 編	定価 4935 円
3 藻類の多様性と系統	千原光雄 編	定価 5145 円
4 菌類・細菌・ウイルスの多様性と系統	杉山純多 編	定価 7140 円
5 無脊椎動物の多様性と系統	白山義久 編	定価 5355 円
6 節足動物の多様性と系統	石川良輔 編	定価 6615 円
7 脊椎動物の多様性と系統	松井正文 編	定価 5775 円

図解 分子細胞生物学	浅島 誠・駒崎伸二 共著	定価 5460 円
微生物学 －地球と健康を守る－	坂本順司 著	定価 2625 円
人類進化論 －霊長類学からの展開－	山極寿一 著	定価 1995 円
クロロフィル －構造・反応・機能－	三室 守 編	定価 4200 円
初歩からの 集団遺伝学	安田徳一 著	定価 3360 円

裳華房ホームページ　http://www.shokabo.co.jp/　2011 年 9 月現在